AF464171

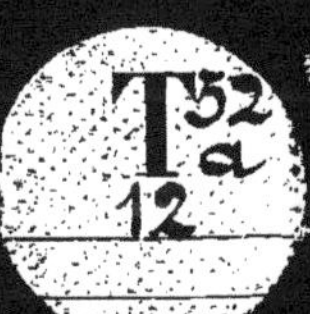
T 52
a
12

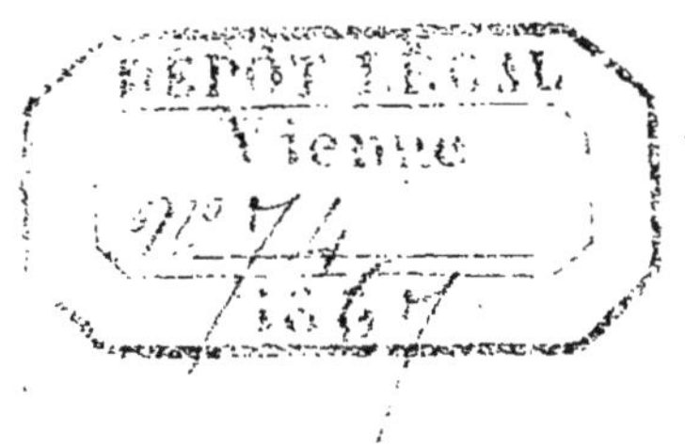

ANATOMIE ET PHYSIOLOGIE

DU POUMON

CONSIDÉRÉ COMME ORGANE DE SÉCRÉTION.

A. DELAHAYE, LIBRAIRE-ÉDITEUR, A PARIS,

PLACE DE L'ÉCOLE DE MÉDECINE, 23.

TRAVAUX DU MÊME AUTEUR :

Réflexions sur la Névralgie lombo-abdominale, considérée surtout au point de vue des causes et du diagnostic. (*Épuisé.*)

Traité élémentaire d'histologie, 1 volume in-8° de 336 pages, *franco*. . . . . 5 fr. 50

Anatomie descriptive et Dissection, contenant un précis **d'embryologie** avec la structure microscopique des organes et celle des tissus, 1 volume in-12 de 1120 pages avec 182 figures intercalées dans le texte, *franco*. 11 fr. 50

SOUS PRESSE pour paraître prochainement :

Manuel de Pathologie et de Clinique externe, 1 volume in-12, avec figures intercalées dans le texte.

POITIERS. — TYPOGRAPHIE DE HENRI OUDIN.

ANATOMIE ET PHYSIOLOGIE

DU POUMON

CONSIDÉRÉ

COMME ORGANE DE SÉCRÉTION

PAR

LE DOCTEUR FORT,

ANCIEN INTERNE DES HOPITAUX,
PROFESSEUR LIBRE D'ANATOMIE ET DE PHYSIOLOGIE A L'ÉCOLE PRATIQUE,
MEMBRE CORRESPONDANT DES FACULTÉS DE MÉDECINE DE BORDEAUX, MARSEILLE, POITIERS,
ET DE L'ACADÉMIE DES SCIENCES ET LETTRES DE MONTPELLIER,
MÉDECIN CONSULTANT AUX EAUX DE CAUTERETS.

AVEC 40 FIGURES INTERCALÉES DANS LE TEXTE.

PARIS
A. DELAHAYE, LIBRAIRE-ÉDITEUR,
23, PLACE DE L'ÉCOLE DE MÉDECINE.
1867

ANATOMIE ET PHYSIOLOGIE

DU POUMON

CONSIDÉRÉ

COMME ORGANE DE SÉCRÉTION.

AVANT-PROPOS.

Travaux anciens sur le poumon. — De tout temps, les anatomistes ont dit que le poumon ressemble à une glande en grappe ; mais si l'on jette les yeux sur les auteurs qui ont fait de cet organe une étude approfondie, on trouve que dans tous cette idée n'existe, si nous pouvons nous exprimer ainsi, qu'à l'état de germe. Aucun, dirigeant ses investigations de ce côté, n'a fait une étude complète de cette analogie, de cette identité de structure et de fonctions qui existe entre l'appareil respiratoire et un appareil de sécrétion. Nous n'avons pas la prétention de présenter ici un travail nouveau, une découverte, mais simplement l'exposé de nos réflexions sur le sujet, et, chemin faisant, quelques idées nouvelles d'ordre physiologique et pathologique que ces réflexions nous ont suggérées.

Avant la découverte des lobules pulmonaires par Malpighi, vers le milieu du XVIIe siècle[1], les anatomistes considéraient le poumon comme une masse charnue dans laquelle l'air et le sang se mélangeaient.

Vers la même époque, Bartholin confirme la découverte de Malpighi. Quelques années après les travaux de Malpighi (1675), Willis[2] se livre à l'étude du poumon, et dans la description qu'il en donne, il compare l'ensemble des divisions bronchiques et des lobules pulmonaires qui les terminent à une *grappe de raisin*.

En 1718, Helvetius[3] étudie attentivement le poumon, et montre, d'accord en cela avec Haller, l'indépendance des lobules, méconnue par Malpighi et ses contemporains, qui paraissaient croire que tous les lobules communiquaient entre eux. Helvétius se borne à reproduire l'idée de Willis, que les lobules du poumon sont suspendus aux dernières ramifications bronchiques comme les *grains de raisin* à leurs pédoncules.

Dans les travaux de Sœmmering et de Reisseissen sur la structure des poumons, on ne peut saisir aucun passage dans lequel les auteurs aient comparé le poumon à une glande.

1. Malpighi, *De pulmone, epist. ad Borellium* (1661). (*Opera omnia*, pages 320 et 327.)

2. Willis, *De respirationis organis et usu* (*Opera omnia*, T. II).

3. Helvétius, *Observations sur le poumon de l'homme* (Mémoire de l'académie des sciences, 1718).

Travaux modernes. — Magendie[1], Duvernoy[2], M. Bazin[3], dans leur travail sur la structure du poumon, n'en font pas mention. Depuis, de nombreux travaux ont paru sur le sujet qui nous occupe. MM. Ch. Lereboullet[4], Addison[5], Rainey[6], Moleschott[7], Rossignol[8], Kolliker[9], Mandl[10], Lefort[11], Milne-Edwards[12], Sappey[13], Robin[14], ont éclairé d'un nouveau jour la structure si compliquée du poumon. Parmi tous ces auteurs qui se bornent çà

1. Magendie (1821), *Journal de Phys.*, T. I.

2. Duvernoy (1839), *Fragments sur les organes de la respiration dans les animaux vertébrés* (Comptes-rendus, T. VIII).

3. Bazin (1836), *Comptes-rendus de l'académie des sciences*, T. II, et *Rapport sur son Mémoire*, par de Blainville (*Annales des Sc. nat.*, 1839 ; 2e série, T. XII).

4. Lereboullet (1838), *Anat. comp. de l'app. respiratoire des vertébrés.*

5. Addison (1842), *On the ultimate distribution*, etc. (*Philos. Trans.*).

6. Rainey (1845), *On the minute structure of the Lungs and the formation of pulmonary tubercule* (*Trans. of the Medec. chir. soc. of London*), Vol. XXVIII.

7. Moleschott (1845), *De Malpighiani pulmonum vesiculis* (*Dissert. inaug. Heidelberg*).

8. Rossignol (1847), *Recherches sur la structure du poumon* (Mém. des concours publiés par l'Acad. de méd. de Belgique), Bruxelles.

9. Kolliker (1856), *Éléments d'histologie.* (Traduction de MM. Béclard et Sée).

10. Mandl, *Anat. microsc.*, T. II, et *Gazette hebdomadaire*, 1857.

11. Lefort (1858), *Thèse de Paris.*

12. Milne-Edwards (1858), *Leçons sur la physiol. et l'anatomie comparée de l'homme et des animaux*, T. II.

13. Sappey (1864), *Anatomie descriptive*, T. III.

14. *Robin* (1860-66), *Cours d'histologie.*

et là à dire que le poumon présente une certaine analogie avec une glande en grappe, un seul, M. Mandl, parle un peu plus longuement de cette analogie et considère la fonction du poumon comme une excrétion. Ce savant a surtout étudié l'analogie qui existe entre le poumon du fœtus et une glande en grappe. Dans sa description, M. Mandl a négligé, à peu près complétement, le côté physiologique de la question. Cependant, il faut reconnaître qu'après la lecture de son travail, on est persuadé que l'auteur soupçonnait et aurait pu démontrer l'excrétion pulmonaire.

En somme, nous croyons pouvoir dire en toute vérité que l'on ne trouve dans les ouvrages de physiologie que des idées vagues sur les poumons considérés comme organes de sécrétion. M. Longet[1], dans un passage de son ouvrage, parle de l'excrétion de l'eau par le poumon; M. Béclard[2] semble y faire allusion. Enfin, M. Robin[3] en parle plus longuement dans un article sur l'haleine; mais aucun de ces auteurs n'étudie l'excrétion pulmonaire comme une excrétion particulière. Et pour preuve de ce que nous avançons, nous ne craindrons pas d'affirmer qu'après la lecture des ouvrages d'anatomie et de physiologie que les médecins et les élèves ont entre les mains, aucun ne peut être amené

1. Longet, *Traité de physiologie*, 1860, T. I.

2. Béclard (1867), *Traité élémentaire de physiologie.*

3. Robin (1867), *Leçon sur les humeurs normales et morbides du corps de l'homme*, p. 791.

à soupçonner une glande dans le poumon et une excrétion dans le phénomène de l'expiration.

C'est en nous inspirant des travaux des auteurs qui nous ont précédé et en les complétant, s'il nous est permis de tenir ce langage, par nos propres observations, que nous avons rédigé ce travail. Si nos idées sur ce point sont justes, nous avons la conviction de placer la question sur un nouveau terrain, d'où les observateurs pourront partir pour envisager une foule de phénomènes et de lésions morbides inconnus ou mal connus jusqu'ici.

CHAPITRE PREMIER.

LE POUMON EST UNE GLANDE.

Dans ce Mémoire, je me propose de démontrer la vérité des deux propositions suivantes :

Le poumon est une glande. L'appareil de la respiration est un appareil de sécrétion.

Pour arriver à cette démonstration, il faut : 1° établir qu'il existe une analogie incontestable dans la disposition anatomique de l'appareil respiratoire et dans celle d'un appareil sécréteur, et une analogie non moins manifeste, dans la structure du poumon et dans celle d'une glande ; 2° expliquer les différences qui séparent ces deux appareils ; 3° enfin, envisageant ces différences au point de vue anatomique et physiologique, faire voir qu'au lieu de séparer l'un de l'autre l'appareil de la respiration et l'appareil de sécrétion, elles les rapprochent au contraire.

ARTICLE PREMIER.

IDÉES GÉNÉRALES SUR LES GLANDES.

---

§ Ier. — Assimilation. Désassimilation.

Lorsque notre pensée s'arrête aux phénomènes intimes de la nutrition, que voyons-nous? Tous nos organes, tous nos tissus arrosés par une quantité infinie de petits canaux chargés de distribuer à ces organes, à ces tissus, le suc nourricier, la partie liquide du sang, celle qui sert à leur génèse, à leur accroissement, à leur rénovation.

Dans les rapports intimes du fluide nourricier et des éléments constituants de nos tissus, il se passe des réactions chimiques qui développent du calorique, source de la chaleur animale, qu'autrefois on regardait comme produite dans le poumon, alors qu'on s'imaginait que la respiration était une combustion. Au contact du fluide nourricier et des tissus, il ne se produit pas seulement de la chaleur, mais aussi un échange de matériaux, les uns pris au sang par les organes, les autres rejetés dans le sang par ces mêmes organes. Telles sont *l'assimilation* et la *désassimilation*.

§ II. — Glandes. Organes de désassimilation.

Le sang, en retour vers le cœur, est chargé, de même que les vaisseaux lymphatiques, des produits de désassimilation dont l'organisme tend à se débarrasser. Parmi ces produits, les uns sont fixes, les autres volatils. De nombreux organes, les glandes, sont annexés à l'appareil de la circulation ; ils sont chargés de l'élimination des matériaux qui ne peuvent plus servir à la nutrition de l'individu. Certaines glandes éliminent du sang les produits fixes ; d'autres éliminent les produits gazeux, volatils. La glande pulmonaire (poumon), et les petits poumons de la peau[1] (glandes sudoripares), sont les voies d'élimination des produits volatils, tandis que les autres produits passent par toutes les autres glandes.

Nous avons déjà dit que la disposition anatomique de l'appareil de la respiration et la structure du poumon sont les mêmes que celles des appareils de sécrétions et des glandes.

Nous prendrons pour point de départ l'examen anatomique des appareils sécréteurs ; nous envisagerons la structure des glandes, heureux si nous pouvons arriver ainsi à la démonstration de la proposition qui fait le titre de cet article.

1. Nous préparons un travail sur les glandes sudoripares considérées comme des organes de respiration, et nous ferons voir l'analogie d'excrétion et de respiration qui existe entre elles et le poumon.

1. — *Portions sécrétante et excrétante des glandes.*

Les appareils qui sont chargés de séparer certains principes du sang, que ces appareils soient sécréteurs ou excréteurs, sont formés de deux portions bien distinctes : l'une active qui prend dans le sang les produits de sécrétion ; l'autre passive, pour ainsi dire, qui transporte ces produits sur les surfaces muqueuses ou cutanée.

Cette deuxième portion de l'appareil de sécrétion est formée par un ensemble de canaux qui prennent leur origine dans l'épaisseur de la glande elle-même, et qui convergent les uns vers les autres pour former des troncs dont le nombre diminue insensiblement jusqu'à ce qu'ils forment un conduit unique, rarement multiple : tels sont les conduits des glandes salivaires, du pancréas, de la mamelle, du foie, des testicules, des reins, etc.

La portion active des organes glandulaires, c'est-à-dire la portion sécrétante, présente une structure bien différente, et la différence qui sépare ces deux portions d'un organe glandulaire est considérable.

Cette portion sécrétante constitue le tissu propre de la glande. Elle est formée, si on la considère réduite à sa plus simple expression, par un ou plusieurs culs-de-sac revêtus intérieurement d'une couche d'épithélium et extérieurement d'un réseau vasculaire.

II. — *Membrane type représentant toutes les glandes.*

Quelle que soit la glande que l'on examine, si l'on étudie l'élément glandulaire, on peut, dans tous les cas, le ramener au même type, et ce type est représenté par une membrane mince, ayant sur l'une de ses faces une couche épithéliale et sur l'autre des vaisseaux capillaires disposés en réseau (*Voy.* fig. 8).

III. — *De la division des glandes d'après leur disposition anatomique.*

La division des glandes, depuis si longtemps connue, est peu importante, car elle n'est basée ni sur une différence de structure des éléments glandulaires, ni sur une différence dans leur rôle physiologique. Cette division repose uniquement sur une différence fort légère dans la disposition anatomique de ces organes. C'est ainsi qu'on a admis des glandes en grappe, des glandes en tube et des glandes folliculeuses ou vasculaires sanguines.

1° *Glandes en grappe.* — On a appelé glandes en grappe, celles dans lesquelles la partie sécrétante de la glande est disposée aux extrémités des conduits excréteurs, de la même manière que les grains de raisin sont disposés aux extrémités des ramifications de la grappe qui les supporte. Si la glande présente un grain, *acinus*, ou un petit nombre de grains, c'est une glande en grappe simple; s'il en existe un grand nombre dont les canaux convergent vers un conduit principal, c'est une glande en grappe composée (*Voy.* fig. 1, 2 et 16).

Parmi les glandes en grappe simple, on décrit celles de l'œsophage, les glandes sébacées, etc.

Parmi les glandes en grappe composée, nous trouvons le pancréas, les glandes salivaires, le foie, le poumon.

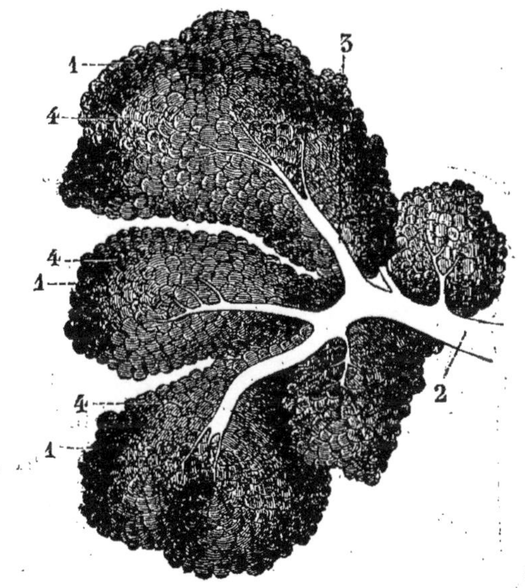

Fig. 1. Montrant un lobe de la glande mammaire, d'après Kolliker.

1. 1. 1. Lobules bosselés de la glande. — 2. Canal excréteur. — 3. Ramifications de ce canal dans les lobules. — 4. 4. 4. Culs-de-sac de la glande formant une surface bosselée.

2° *Glandes en tube.* — Lorsque la portion sécrétante de la glande est formée par un assemblage de tubes

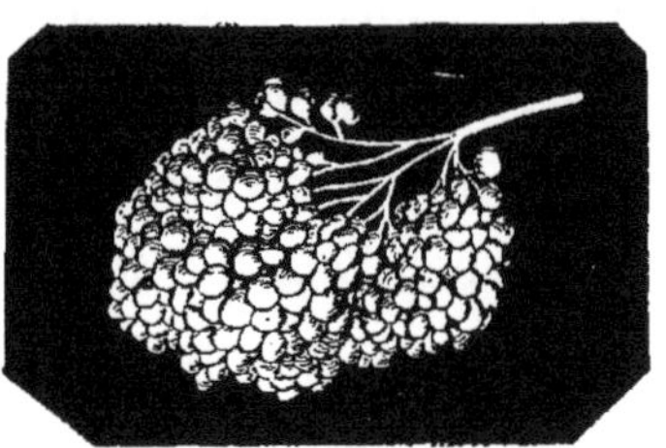

Fig. 2. Montrant un lobe de glande en grappe (parotide).

plus ou moins ramifiés, plus ou moins longs, la glande est dite glande en tube. Telles sont la glande rénale (*Voy.* fig. 5), la glande testiculaire, etc. La glande en tube peut être plus simple et formée par un seul tube, lequel est tantôt droit, comme dans les glandes de l'estomac

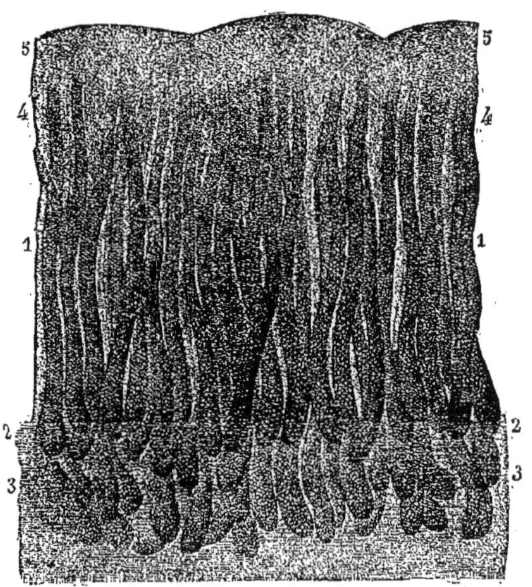

Fig. 3. Montrant les glandes en tube droit (estomac), d'après M. Sappey.

1. 1. Tube. — 2. 2. 3. 3. Fond des glandes dans la tunique celluleuse. — 4. 4. 5. 5. Orifices des glandes.

(*Voy.* fig. 3), tantôt contourné et flexueux, comme dans les glandes sudoripares et cérumineuses (*Voy.* fig. 4).

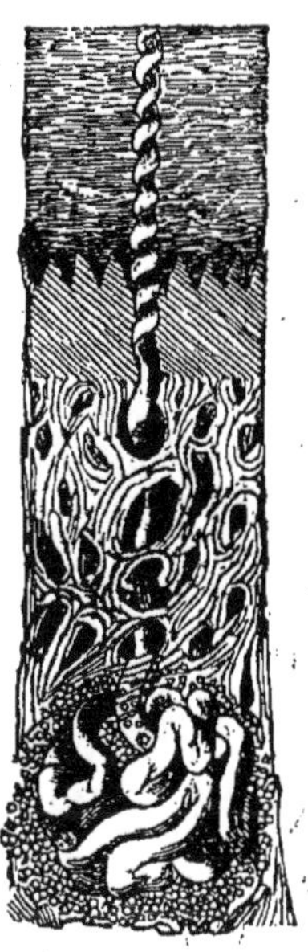

Fig. 4. Montrant une glande en tube flexueux (glande sudoripare).

3° *Glandes vasculaires sanguines.*—Le troisième groupe, admis dans la division des glandes, est constitué par des organes spéciaux, appelés glandes vasculaires sanguines ou folliculeuses. Elles se distinguent de celles des autres groupes par l'absence de conduits excréteurs, mais elles s'en rapprochent par la grande quantité de sang qu'elles reçoivent, et surtout par la structure intime de leur élément glandulaire. Ces organes sont donc, à juste titre, décrits parmi les glandes. Dans ce groupe se rencontrent la rate, le corps thyroïde, le thymus, les ganglions lymphatiques, etc. (*Voy.* fig. 6).

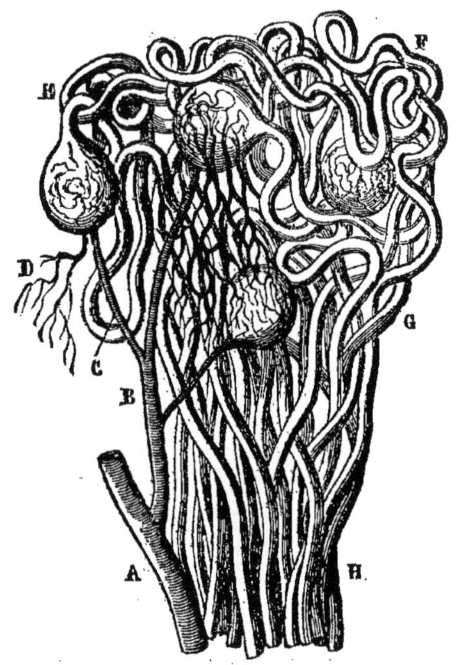

Fig. 5. Montrant un faisceau de tubes flexueux du rein.

A. B. Artère rénale. — C. Branche afférente du glomérule de Malpighi. — D. Branche efférente. — E. F. Portion flexueuse des tubes du rein. — G. H. Portion non flexueuse des mêmes tubes.

4° *Glandes séreuses.* — A ces trois espèces de glandes on pourrait en ajouter une quatrième, constituant un groupe nettement séparé des autres par la disposition anatomique des organes qui le constituent. Ce sont les glandes séreuses, présentant la même structure que les trois groupes précédents, dont elles ne diffèrent que par leur disposition en forme de membranes étalées. On ne peut se refuser à admettre ce groupe, car les membranes séreuses présentent la structure des éléments glandulaires, c'est-à-dire une paroi propre doublée à l'intérieur d'une couche épithéliale, et à l'extérieur, d'une couche vasculaire. Si l'on considère, en outre, que ces membranes fournissent un liquide, au niveau de la surface épithéliale, on devra admettre l'existence de ces glandes dépourvues de conduits excréteurs, comme les glandes vasculaires sanguines.

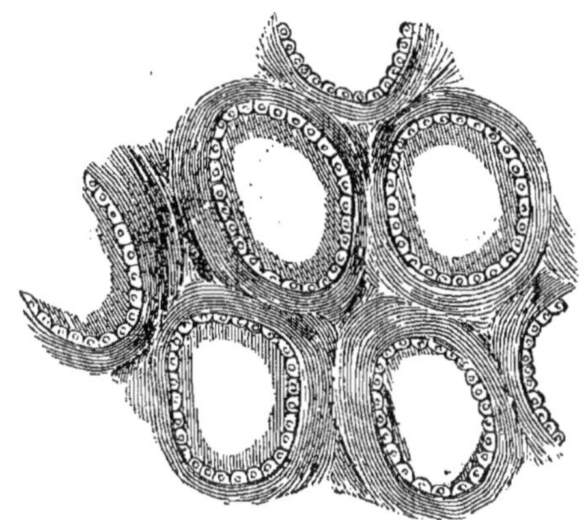

Fig. 6. Coupe schématique de quelques follicules clos du corps thyroïde.

On y voit quatre follicules entiers, trois follicules incomplets et du tissu cellulaire qui les sépare.

Cette division permettrait d'envisager ces organes à un point de vue plus général qu'on ne l'a fait jusqu'à ce jour, et de les définir ainsi :

On appelle glandes, des organes ayant la forme d'une membrane revêtue d'une couche d'épithélium sur l'une de ses faces, et d'un réseau vasculaire sur la face opposée ; que cette membrane soit étendue en surface comme les séreuses ; qu'elle soit divisée en petites sphères, comme dans les glandes folliculeuses ; qu'elle ait la forme de tubes ou bien celle de cavités présentant des culs-de-sac sur leur paroi.

Les nombreuses séreuses splanchniques, plèvre, péricarde, péritoine, arachnoïde, tunique vaginale, sont, par conséquent, des glandes fournissant un liquide particulier. Les séreuses articulaires ou synoviales sont également des glandes, sécrétant la synovie. Envisageant les synoviales de la sorte, nous ne pouvons admettre, à la manière de quelques auteurs, l'existence d'une

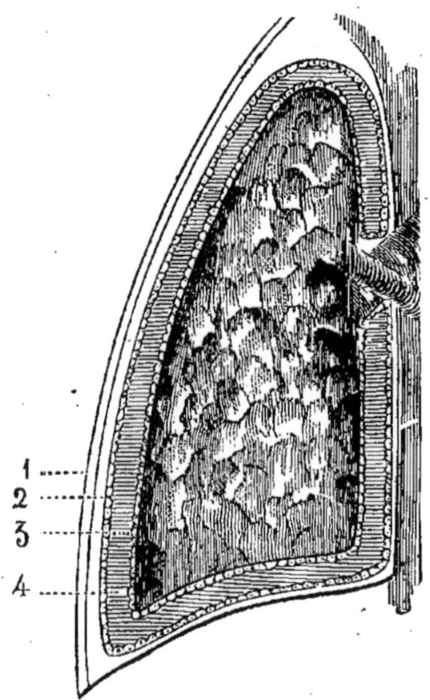

Fig. 7. Glande séreuse (plèvre).

1. Ligne indiquant la paroi du thorax. — 2. Feuillet pariétal de la plèvre. — 3. Feuillet viscéral de la plèvre. — 4. Cavité de la plèvre.

couche d'épithélium sur les cartilages articulaires. En effet, la couche épithéliale ne paraît nécessaire que sur les points où se fait la sécrétion et personne ne voudrait, croyons-nous, admettre que la synovie fût sécrétée par les cartilages qui revêtent les os au niveau des articulations. Notre manière de voir exclue également, de la structure des synoviales, ces glandules que quelques auteurs ont décrits dans l'épaisseur de ces membranes et dont M. le professeur Robin a déjà fait justice, en montrant que ces prétendues glandes ne sont autre chose que des dépressions de la membrane synoviale, à travers des éraillures des tissus sous-jacents.

Du reste, comment ne pas admettre l'existence des glandes séreuses, lorsqu'on examine le liquide qu'elles sécrètent, la synovie, par exemple. Si ces membranes ne sécrétaient point comme les autres glandes, le liquide contenu dans les articulations aurait la consistance de la lymphe, du plasma du sang et il serait dépourvu de cette consistance particulière qui indique un liquide spécial et conséquemment un rôle actif de la paroi synoviale, prenant dans le sang les éléments de cette sécrétion.

En résumé, on peut admettre quatre groupes de glandes, représentés dans le tableau suivant :

GLANDES.

Groupe	Division	Subdivision	Glandes
1er GROUPE. Glandes en grappe.	Simples.		Glandes de Littre ou de Morgagni. — sébacées. — de Meïbomius. — conjonctivales. — de la muqueuse respiratoi — — œsophagie — — pharyngie
	Composées. (Fig. 1 et 2.)		Glandes salivaires. — de Brunner. — mammaires. — lacrymales. — de Méry ou de Cooper. — vulvo-vaginales. Prostate. Foie. Pancréas. Poumon.
2e GROUPE. Glandes en tube.	Simples. (Fig. 3 et 4.)	Tube droit.	Glandes de l'estomac. — de l'intestin grêle. — du gros intestin. — de l'utérus. — du canal déférent.
		Tube enroulé.	Glandes sudoripares. — cérumineuses.
	Composées. (Fig 5.)		Testicules. Reins.
3e GROUPE. Glandes folliculeuses ou Vasculaires sanguines. (Fig. 6.)			Rate. Thymus. Corps thyroïde. Capsules surrénales. Ganglions lymphatiques. Glandes de Peyer. Amygdales. Corps pituitaire.
4e GROUPE. Glandes séreuses. (Fig. 7.)			Arachnoïde. Plèvre. Péricarde. Péritoine. Tunique vaginale. Synoviales. Endocarde et tunique interne vaisseaux. Membrane de Descemet. Membranes de l'oreille interne.

D'après notre définition des glandes, il faut séparer les séreuses sous-cutanées et les séreuses tendineuses des vraies séreuses avec lesquelles elles n'ont aucune connexion. En effet, ces cavités se développent par suite de frottements, et deviennent d'autant plus vastes que ces frottements sont plus énergiques ou plus fréquemment répétés ; elles ne sont qu'un agrandissement des mailles du tissu cellulaire, résultat de la déchirure de quelques cloisons de ce tissu. On sait aussi qu'elles sont dépourvues d'épithélium et de vaisseaux spéciaux, attributs des glandes. Enfin, on ne trouve aucune membrane limitant leur paroi, et leur cavité ne présente aucun liquide.

C'est donc d'après l'apparence que présente la portion sécrétante de telle ou telle glande, qu'on a donné à cette glande le nom de glande en grappe, de glande en tube ou de glande folliculeuse. Démontrons leur identité.

IV. — *La structure des éléments glandulaires est partout la même.*

Nous avons déjà dit que toutes les glandes doivent être ramenées par la pensée à une membrane type (*Voy.* fig. 8); et en effet, ces organes ne sont autre chose qu'une surface sécrétante plus ou moins vaste repliée sur elle-même, et, pour ainsi dire, condensée en un point de l'organisme, surface de laquelle suinte le produit de la sécrétion. Cette membrane est conformée de telle façon qu'elle représente tantôt des grains plus ou moins parfaits, tantôt des tubes plus ou moins flexueux, tantôt enfin de petites cavités closes.

La figure 8 montre étalée la membrane type, qui peut donner une idée de toute glande. La face supérieure, formée d'épithélium, représente la couche épithéliale de l'élément glandulaire, la couche sous-jacente représente la paroi propre de cet élément, enfin les ramifications vasculaires qui sont placées au-dessous montrent les divisions et le réseau vasculaire sur la surface extérieure de la paroi.

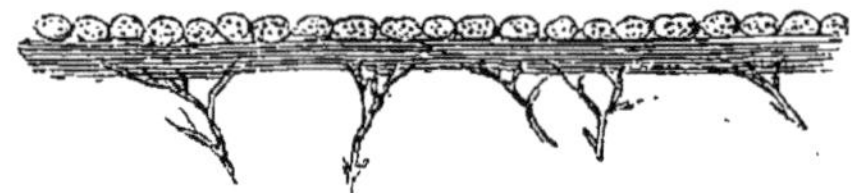

Fig. 8. Montrant l'élément glandulaire étalé sous forme de membrane.

On y voit la paroi propre revêtue, du côté de la surface sécrétante, par une couche d'épithélium, et recevant des vaisseaux par sa surface adhérente.

Si nous comparons cette membrane aux éléments glandulaires des trois espèces de glandes, nous voyons :

1° Que la glande folliculeuse a une structure identique ; c'est-à-dire, à l'intérieur, une couche épithéliale ; à l'extérieur, des vaisseaux, et, entre la couche épithéliale et la couche vasculaire, une paroi propre. L'élément *follicule clos* diffère donc de la membrane type, en ce que cette membrane repliée sur elle-même forme une cavité close. Nous verrons que la sécrétion se fait ici comme dans les autres glandes, c'est-à-dire sur la surface épithéliale (*Voy.* fig. 9).

2° Que la structure de la glande en tube n'en diffère en aucune façon. En effet, le tube possède une paroi propre, comme la membrane type et le follicule clos; cette paroi est revêtue à l'intérieur par une couche d'épithélium, à la manière de la membrane type et du follicule clos; enfin, de même que ces derniers, le tube présente un réseau vasculaire à la surface extérieure de la paroi propre (*Voy.* fig. 11).

Fig. 9. Fig. 10.

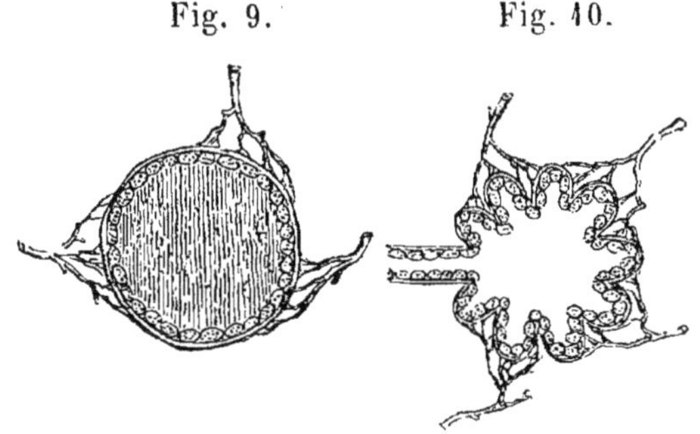

Fig. 9. Montrant la membrane glandulaire qui revêt la forme d'une sphère (follicule clos).

On y distingue : 1° les vaisseaux, en dehors de la paroi ; 2° l'épithélium, à l'intérieur; 3° la paroi propre. Le liquide sécrété remplit le follicule, et sortira par exhalation, ou rupture de la paroi.

Fig. 10. Montrant la membrane glandulaire qui revêt la forme d'une cavité pourvue de culs-de-sac (acinus).

Cet acinus, élément des glandes en grappe, est constitué par la paroi propre, l'épithélium à l'intérieur et les vaisseaux en dehors.

3° Que la glande en grappe présente une structure identique à celle de toutes les autres. La paroi propre de la glande en grappe revêt la forme d'un tube renflé à son extrémité terminale et présentant, à l'intérieur de ce renflement, des dépressions ou culs-de-sac glandulaires, analogues aux alvéoles d'un gâteau de ruche d'abeilles. Cette paroi propre, revêtue intérieurement d'épithélium, et à l'extérieur d'un réseau de vaisseaux, ne diffère nullement des éléments glandulaires ayant forme de tubes ou de follicules (*Voy.* fig. 10).

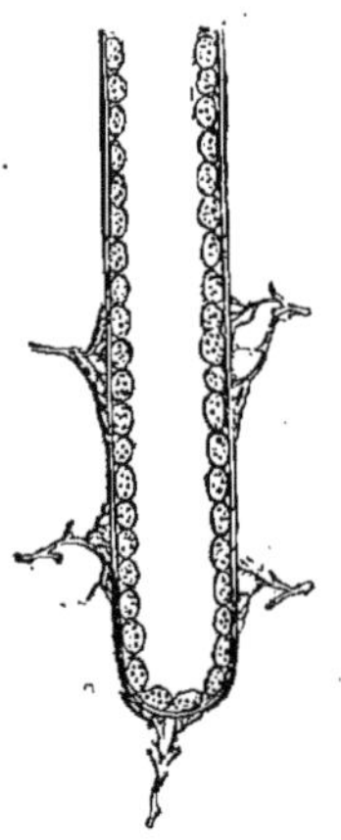

Fig. 11. Montrant la membrane glandulaire qui revêt la forme d'un tube. On voit l'épithélium à l'intérieur et les vaisseaux en dehors.

Les organes glandulaires présentent donc une identité de structure dans leur portion sécrétante. L'épithélium qui recouvre la surface intérieure des éléments glandulaires, la paroi propre de ces éléments, le sang qui est porté sur leur surface extérieure, sont-ils différents dans les diverses glandes? Ont-ils une influence sur la variété des produits sécrétés ? C'est ce qu'il est impossible de dire dans l'état actuel de la science, et ce que nous apprendront peut-être les progrès de la chimie et de la physiologie.

§ III. — Analogie de tissus ; analogie de fonctions.

Des organes, identiques dans leur structure, présentent, d'ordinaire, des fonctions également identiques. Il est donc probable que le phénomène de la sécrétion est le même dans toutes ces glandes. Dans toutes, le sang est apporté par les capillaires. Au contact de la paroi propre de ces éléments, le sang abandonne certains matériaux particuliers à chaque glande, matériaux liquides qui traversent par exhalation cette paroi, de même que la couche épithéliale.

Le produit de sécrétion vient donc du sang, il traverse la paroi glandulaire, il s'accumule dans les culs-de-sac, d'où il passe dans les conduits excréteurs. Les glandes vasculaires sanguines ne font pas exception à cette loi. En effet, le sang circule à la surface externe du follicule, et le liquide sécrété s'accumule dans la cavité d'où il sort ensuite par exsudation, à travers la paroi, entre les mailles du réseau capillaire, et peut-être par rupture de cette paroi. Chaque glande possède une propriété dont l'explication nous est inconnue, c'est celle de choisir dans le sang les matériaux qui lui conviennent. Cette propriété ne s'exerce point seulement sur les matériaux de désassimilation contenus dans le sang, mais encore sur les substances médicamenteuses ou toxiques, introduites accidentellement dans le torrent circulatoire.

ARTICLE DEUXIÈME.

LE POUMON EST UNE GLANDE EN GRAPPE ; IL FONCTIONNE COMME UNE GLANDE.

Il est évident que toutes les glandes possèdent la même structure. Or, il est facile de démontrer que celle du poumon est identique à celle d'une glande en grappe, et que l'appareil respiratoire ne diffère pas d'un appareil de sécrétion. Si nous prouvons, au point de vue anatomique, ce que nous avançons ici, on ne se refusera point à admettre la structure glandulaire du poumon.

§ Ier. — Analogie entre les voies aériennes et les voies d'excrétion des glandes.

Si nous comparons l'appareil de la respiration à un appareil de sécrétion, nous voyons d'abord que les voies aériennes, étendues des narines à l'extrémité des bronches, sont des canaux analogues aux canaux excréteurs des glandes en grappe, aux canaux biliaires, salivaires, pancréatique, par exemple. Cependant il semble au premier abord qu'il y ait de grandes différences. C'est précisément à cause de ces différences, plutôt apparentes que réelles, qu'on a, pour ainsi dire, méconnu l'identité de structure de ces deux appareils, et de là l'identité de leurs fonctions. Voici quelles sont ces différences. D'abord, les canaux excréteurs des poumons ont des parois rigides et béantes. Ensuite, ces canaux changent fréquemment de calibre vers les parties supérieures. Enfin, leur structure diffère complétement à l'extérieur des poumons ou dans l'épaisseur de ces organes. Ce sont précisément ces différences qui nous portent à voir une identité parfaite entre ces canaux excréteurs et ceux d'une glande en grappe. Si cet appareil de sécrétion était placé au fond de la cavité abdominale, et qu'il ne servît pas à deux fonctions, certainement la structure de ces conduits ne serait nullement modifiée. En effet, si les parois de ces conduits excréteurs sont rigides, cela tient à la destination physiologique du poumon qui doit recevoir l'air pendant l'inspiration. Supposons ces parois membraneuses et souples comme celles des conduits biliaires. Au moment de l'inspiration, c'est-à-dire pendant que le vide se fait dans le poumon, en même temps que la poitrine se dilate, ces parois s'appliqueraient à elles-mêmes, et l'air ne pénétrerait point dans le thorax. Cette rigidité des parois des conduits excréteurs des poumons était nécessaire, autant que le tissu fibreux de la région cervicale, qui maintient béantes les veines jugulaires et empêche leur affaissement pendant l'inspiration (car le phénomène de l'inspiration précipite en même temps vers la poitrine le courant de l'air et du sang veineux).

Les voies d'excrétion du poumon sont fréquemment

modifiées dans leur calibre vers leur partie supérieure. Nous voyons, en effet, un rétrécissement au niveau du larynx, et une conformation spéciale du tube vocal qui est formé tantôt par la bouche, tantôt par les fosses nasales. Ces modifications, dans la conformation des canaux excréteurs des poumons, tiennent au rôle que joue le phénomène de la respiration dans la production de la voix et dans l'articulation des sons, puisque la voix se fait entendre au moment où le courant d'air expirateur fait vibrer les cordes vocales inférieures et que l'articulation des sons se produit dans la cavité buccale, pendant le passage du même courant d'air expirateur. Par conséquent, les différences que présentent les conduits excréteurs du poumon sur les différents points de leur trajet n'impliquent pas que ces conduits ne soient identiques aux conduits excréteurs des autres glandes ; ces différences montrent seulement qu'un même appareil peut servir à plusieurs fonctions.

Les conduits excréteurs des poumons présentent une structure différente, au centre de ces organes et en dehors d'eux. Hors des poumons, les conduits excréteurs sont formés de parois rigides qui permettent à peine le rétrécissement et l'élargissement de leur calibre. Dans l'épaisseur du poumon, au contraire, ces conduits ont une structure telle qu'ils peuvent se dilater ou se rétrécir selon que le poumon se dilate ou se rétracte. Pourquoi cette différence qui n'existe point dans les conduits excréteurs des glandes en grappe ordinaires? Cette différence s'explique précisément par la fonction spéciale qui est dévolue au poumon, indépendamment de la fonction de sécrétion. En effet, pendant l'inspiration, cet organe élastique ne pourrait point se dilater aisément et suivre les parois thoraciques, si les tuyaux bronchiques auxquels adhère le tissu pulmonaire ne participaient en partie à ce mouvement d'expansion.

En résumé, en ce qui concerne la portion excrétante des glandes en grappe, il nous paraît évident qu'il y a une analogie complète entre la disposition des canaux excréteurs des glandes en grappe et celle des canaux excréteurs du poumon.

§ II. — Analogies entre la portion sécrétante du poumon et celle d'une glande en grappe.

Si nous comparons la portion sécrétante des glandes en grappe avec celle du poumon, nous trouvons encore non plus une analogie, mais une identité parfaite entre ces organes. Nous verrons ensuite que la différence qui existe entre la portion sécrétante d'une glande en grappe et la portion excrétante se rencontre aussi entre les portions sécrétante et excrétante de la glande pulmonaire.

Prenons la glande, que trouvons-nous dans la portion qui sécrète? 1° Une grande quantité de petits tubes étendus des radicules des conduits excréteurs aux acini ; 2° à l'extrémité de chaque petit tube une dilatation présentant plusieurs culs-de-sac dont la cavité communique avec celle de la dilatation. Cette portion dilatée, ou acinus, de ἀκινος, grain de raisin, constitue l'élément glandulaire, tandis que les tubes forment les tubes sécréteurs. De sorte qu'une glande en grappe, dans la partie qui sécrète, est formée d'acini et de tubes. Ces tubes, ces acini ont une structure identique dans toutes les glandes, c'est-à-dire qu'ils sont tous formés par trois couches : une intérieure, épithéliale ; une moyenne, de tissu propre, presque toujours amorphe ; une extérieure, vasculaire.

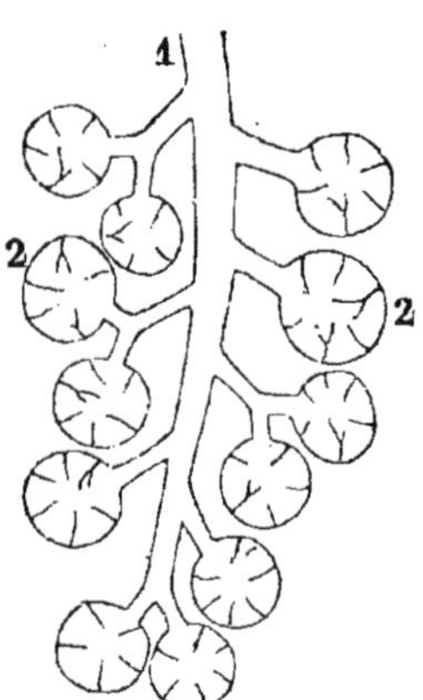

Fig. 12. Montrant une dernière division bronchique avec neuf canalicules respirateurs et les lobules correspondants à l'état d'inspiration (coupe).

1. Bronche. — 2. 2. Lobules rattachés à la bronche par le canalicule.

I. — *Canalicules respirateurs identiques aux canaux sécréteurs des glandes.*

Dans le poumon, comme dans la glande en grappe, il existe une portion sécrétante formée de petits tubes (canalicules respirateurs), étendus des dernières ramifications [1] bronchiques (canaux excréteurs) aux lobules pulmonaires (acini), et de dilatations (lobules pulmonaires, acini) placées aux extrémités terminales des petits tubes. Les tubes sécréteurs du poumon sont donc représentés par les canalicules respirateurs, et les acini par les lobules pulmonaires. Les culs-de-sac des acini ne sont autre chose que les utricules ou les cellules pulmonaires.

II. — *Le lobule pulmonaire est identique à l'acinus des glandes en grappe.*

De même que dans une glande en grappe, il existe une identité parfaite de structure entre le canalicule respirateur et le lobule pulmonaire; et nous verrons que cette structure diffère totalement de celle des conduits excréteurs.

De même que dans la glande en grappe, les tubes

1. *Voy.* p. 38 la structure du tissu pulmonaire.

sécréteurs de la glande pulmonaire et les renflements qui représentent les acini sont revêtus à l'in-

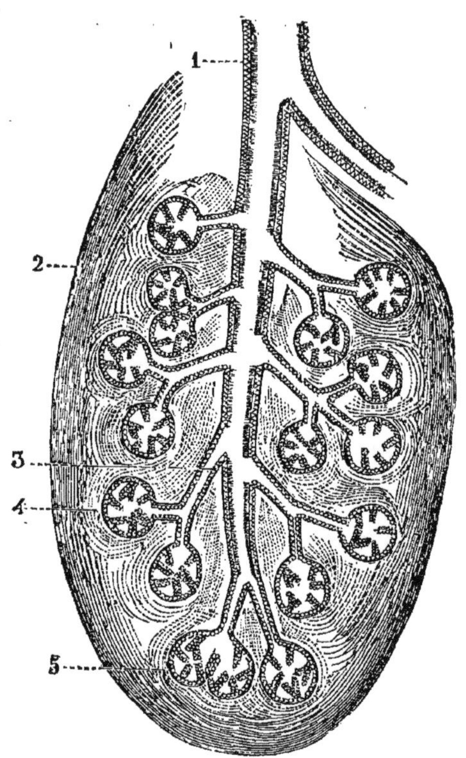

Fig. 13. Coupe schématique montrant la terminaison des bronches et les lobules pulmonaires.

Autour des lobules, il existe une couche de tissu cellulaire qui pénètre entre eux.

1. Division bronchique avec ses lobules et ses canalicules respirateurs, donnant neuf divisions.— 2. Tissu cellulaire.— 3. Une des neuf divisions ou canalicule respirateur donnant deux ramifications. On y voit un épithélium différent de celui qui recouvre la division bronchique. — 4. Lobule avec les cloisons intérieures. — 5. Portion de tissu cellulaire pénétrant entre les lobules.

térieur par une couche d'épithélium pavimenteux, variété que l'on rencontre presque toujours dans les glandes en grappe; il existe également ici une paroi propre, spéciale à la glande pulmonaire, et une couche vasculaire.

III. — *Pour quelle raison le poumon est élastique.*

Mais ici nous rencontrons deux différences. La première est celle qui existe entre la texture de la paroi propre de la portion sécrétante du poumon et celle de la glande en grappe; la deuxième consiste dans la dis-

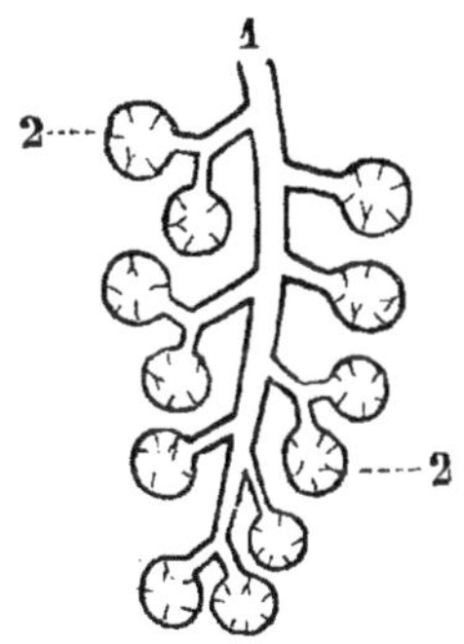

Fig. 14. Montrant la même bronche 1 que la figure 12, les mêmes lobules, 2. 2. et les mêmes canalicules à l'état d'expiration. Leur cavité est beaucoup moindre, les parois sont plus épaisses sans avoir changé de forme (coupe).

position du réseau capillaire, qui est situé en dehors de la paroi propre dans les autres glandes en grappe, tandis qu'elle est placée entre l'épithélium et la paroi propre dans la glande pulmonaire. Ces différences trouvent leur explication dans les fonctions mêmes des poumons ; en effet, si la paroi des tubes sécréteurs et des acini de cette glande sont formées uniquement de fibres de tissu élastiques, c'est pour permettre l'ampliation de l'organe pendant l'inspiration et son retrait pendant l'expiration (*Voy.* fig. 12 et 14). Comment le poumon pourrait-il remplir ses fonctions s'il n'était point élastique? S'il eût été nécessaire pour les besoins de la vie, que le pancréas ou le foie fussent soumis à des alternatives de dilatation et de resserrement, certainement leur tissu eût été un tissu élastique. Du reste, le tissu élastique des parois des tubes sécréteurs et des acini, de même que la fonction de sécrétion du poumon, nous fait entrevoir pourquoi le réseau capillaire est placé, dans cette glande, entre l'épithélium et la paroi propre. Loin de voir, dans cette différence de siége du réseau capillaire, un motif de distinction entre le poumon et les glandes en grappe, nous la regardons, au contraire, comme une preuve de la ressemblance entre ces organes : en voici la preuve physiologique. Les éléments élastiques se laissent difficilement traverser par les liquides et par les gaz, lorsque ces éléments forment une paroi continue, de sorte que, si les capillaires sanguins étaient situés à la surface extérieure de cette paroi, l'exhalation pulmonaire se ferait difficilement. Mais voici une raison plus péremptoire ; les produits de la sécrétion pulmonaire sont gazeux ; il n'est pas douteux que ces produits gazeux ne soient exhalés

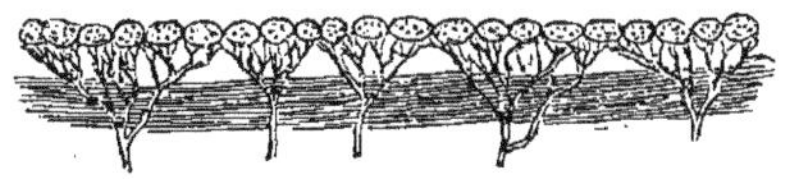

Fig. 15. Montrant la paroi étalée des lobules du poumon.

On y voit les vaisseaux, entre la paroi propre et l'épithélium, tandis que dans la membrane des glandes, c'est la paroi qui est placée au milieu.

avec plus de facilité à travers une simple couche épithéliale, qu'ils ne pourraient l'être à travers une paroi double formée d'une couche de tissu élastique et d'une couche de cellules d'épithélium (*Voy.* fig. 15). En résumé, les mouvements du poumon et la nature des produits de l'excrétion pulmonaire expliquent suffisamment la structure élastique du poumon et le siége sous-épithélial du réseau capillaire.

§ III. — Différences entre les portions sécrétante et excrétante du poumon.

On trouve encore des rapports intimes entre le poumon et une glande en grappe, lorsqu'on vient à comparer la portion sécrétante de la glande et la portion excrétante. Dans une glande en grappe, l'épithélium des canaux sécréteurs et des acini diffère toujours de celui qui recouvre les canaux excréteurs. Dans le poumon l'épithélium des canaux sécréteurs et des acini est pavimenteux, celui des canaux excréteurs est cylindrique et pourvu de cils vibratiles. Dans une glande en grappe, les tubes sécréteurs et les acini ont une paroi propre, mince, formant un seul feuillet, tandis que les canaux excréteurs sont formés de plusieurs couches. Dans le poumon, les tubes sécréteurs et les acini ont une paroi propre, mince, formant une seule couche, tandis que les canaux excréteurs sont formés de plusieurs feuillets. Dans le poumon, les vaisseaux qui se rendent aux tubes

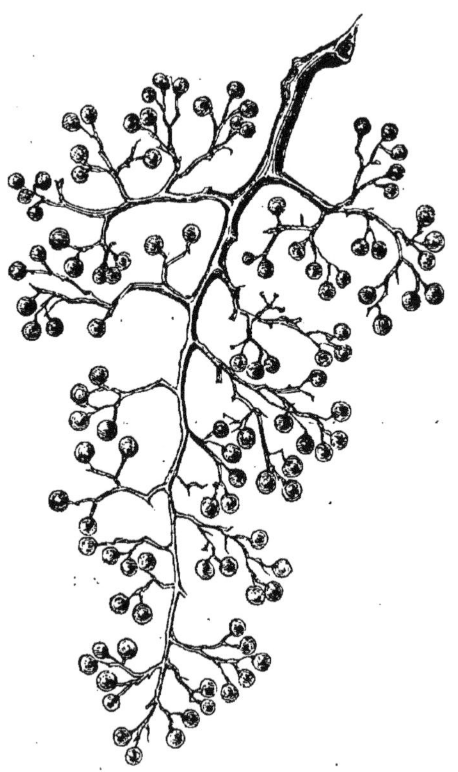

Fig. 16. — Montrant une grappe de raisin destinée à faire voir l'analogie qui existe entre une grappe de raisin, une glande en grappe et le poumon.

sécréteurs et aux acini sont différents de ceux qui se distribuent aux canaux excréteurs, c'est ce qui explique la différence qui existe entre les maladies des canaux excréteurs et celles du tissu pulmonaire proprement dit.

§ IV. — Autres analogies entre le poumon et une glande en grappe.

Pour compléter cette comparaison entre le poumon et une glande en grappe, nous dirons : 1° que les acini du poumon, comme ceux des glandes en grappe, sont séparés les uns des autres par une trame celluleuse plus ou moins serrée (*Voy.* fig. 12) ; 2° que les acini, en se groupant, forment de petites masses, comme cela se

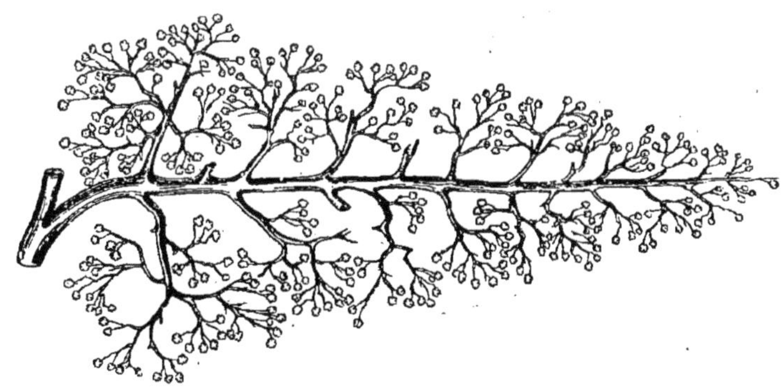

Fig. 17. Schéma du pancréas (glande en grappe).

On y voit les acini, les tubes sécréteurs, et les canaux excréteurs qui forment, par leur réunion, le canal principal ou de Wirsung. On y voit aussi la réunion de ce canal avec le canal cholédoque à leur terminaison. — Analogie de cette glande en grappe avec une grappe de raisin et un poumon.

voit dans les glandes en grappe ; 3° que les acini et les conduits sécréteurs des poumons et des autres glandes en grappe sont disposés aux extrémités des conduits excréteurs, de la même manière que les grains de raisin et leur pédoncule sont disposés aux extrémités des ramifications de l'axe d'une grappe (*Voy.* fig. 16 et 17) ; 4° que la disposition générale de l'appareil de la respiration, de même que celle d'une glande en grappe, offre la plus grande analogie avec la disposition d'un raisin, dont l'axe principal et les ramifications représenteraient les canaux excréteurs des poumons ou des autres glandes en grappe, tandis que les grains de raisin et

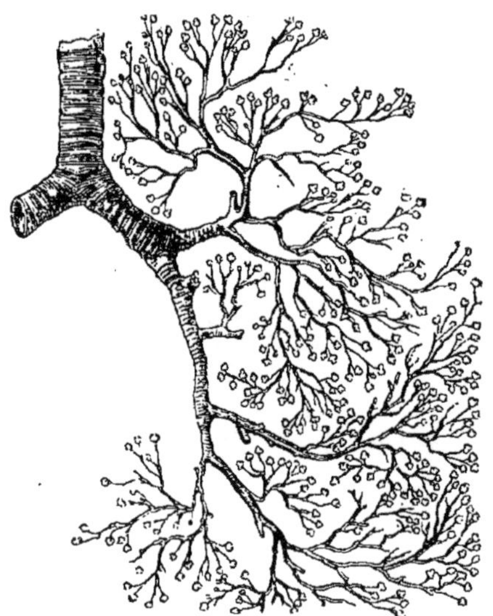

Fig. 18. Montrant la trachée, les bronches et les ramifications bronchiques du poumon gauche.

On voit les lobules pulmonaires aux extrémités des dernières divisions. L'ensemble représente les acini des glandes en grappe et leurs conduits.

leur petit pédoncule seraient représentés par les acini et les conduits sécréteurs des glandes en grappe; 5° enfin, que le poumon, de même que les glandes en grappe, est entouré, limité par une couche celluleuse, couche qui est doublée, dans cet organe particulier, d'une membrane séreuse, indispensable aux mouvements étendus de glissement du poumon sur les parois de la cavité thoracique.

En dernier lieu, nous pourrions comparer la structure des conduits excréteurs du poumon et celle des autres glandes en grappe. Dans tous il existe un épithélium intérieur, des fibres de tissu conjonctif et des fibres de tissu élastique dans l'épaisseur des parois, et, dans presque tous les cas, des fibres musculaires. Enfin, dans les canaux excréteurs des poumons, on trouve, comme dans quelques autres, des glandes sous-muqueuses sécrétant un liquide en rapport avec la fonction de la glande.

ARTICLE TROISIÈME.

QUELQUES MOTS SUR LA STRUCTURE DU POUMON.

§ Ier. — Divergence des opinions émises sur ce sujet.

Le poumon étant une glande en grappe, comment les auteurs n'ont-ils pas été frappés de son analogie de structure et de fonction avec cette espèce de glande ? Pourquoi s'entendent-ils si peu sur la structure de cet organe ?

Les auteurs qui se sont livrés à cette étude ne sont guère d'accord, il est vrai, lorsqu'ils envisagent la structure intime du poumon. Constatons, cependant, que tous s'entendent sur celle des voies d'excrétion et sur la disposition générale des lobules pulmonaires, mais ils cessent de s'accorder lorsqu'il s'agit de l'étude du lobule en lui-même. En voici la raison. Le poumon est un organe éminemment élastique, qui acquiert un volume au moins quatre à cinq fois plus considérable, lorsqu'on l'insuffle après qu'il s'est affaissé. On comprend que si l'on étudie les lobules pulmonaires desséchés et dilatés par l'insufflation, ces lobules paraîtront beaucoup plus volumineux et présenteront une conformation différente de celle des lobules appartenant au poumon à l'état d'affaissement. Certains auteurs étudient les lobules après injection solide dans les bronches, d'autres les étudient sans injection préalable. La plupart d'entre eux injectent d'abord les vaisseaux, etc. En somme, la variété dans la description de la structure du poumon tient probablement à l'élasticité de cet organe, qui s'est présenté sous des aspects différents aux divers anatomistes qui se sont livrés à son étude. Si nous examinons l'opinion de tous les auteurs qui ont écrit sur cette matière, nous arrivons à constater que leur désaccord est plus apparent que réel, qu'ils ne diffèrent que par des points insignifiants et que dans la description de tous, on est frappé de la disposition en grappe de cette glande.

Nous suivrons, dans cette exposition, l'ordre chronologique, imitant en cela M. Sappey[1], qui a fidèlement présenté l'historique de la structure du poumon dans son traité d'anatomie descriptive. Pour rendre plus exactement notre pensée, nous intercalerons, dans cette description, des figures représentant la structure des lobules d'après l'opinion de la plupart des auteurs qui ont écrit sur ce sujet.

D'abord, disons ce qu'on doit entendre par tissu pulmonaire, et quelle est sa vraie structure. Par comparaison, nous jugerons de la valeur des opinions que nous devons examiner.

1. *Traité d'anatomie*, T. III, 1864.

§ II. — Structure du poumon, d'après la plupart des auteurs modernes.

Le parenchyme pulmonaire est un tissu éminemment élastique, entourant les divisions bronchiques, et formé par une quantité innombrable de petits canaux renflés à leur extrémité terminale. Ces canaux sont des ramifications des dernières divisions bronchiques. De même que les renflements qui les terminent, ils sont entourés par une mince couche de tissu cellulaire, reçoivent les ramifications de l'artère pulmonaire, et donnent naissance aux lymphatiques et aux veines.

La figure 19 montre une des dernières divisions bronchiques avec plusieurs canalicules auxquels elle donne naissance. La bronche conserve sa structure jusqu'à sa terminaison ; on la voit tapissée, à sa surface interne, par les cils vibratiles qui existent dans toute l'étendue des canaux excréteurs de la glande pulmonaire. Elle constitue l'origine de ces canaux excréteurs. De cette bronche partent plusieurs ramifications formées par une paroi simple, ce sont les canalicules respirateurs, analogues aux canaux sécréteurs des glandes en grappe. Les canalicules se ramifient ordinairement, et quelquefois ils se présentent sans divisions (pour plus de simplicité, nous avons supprimé dans la figure la plupart de leurs ramifications). La paroi élastique des canalicules est formée des mêmes éléments que celle du renflement qui la termine, et présente, à sa surface interne, des dépressions ou culs-de-sac analogues à ceux qui existent à la face interne des renflements ou lobules. A l'extrémité terminale des canalicules respirateurs on voit un renflement : c'est le lobule ou mieux l'acinus, le grain glanduleux de la glande pulmonaire.

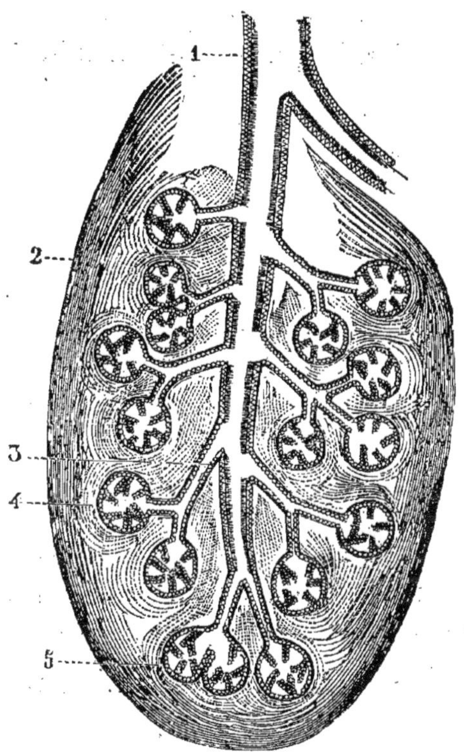

Fig. 19. Montrant une des dernières divisions bronchiques donnant naissance aux canalicules respirateurs qui supportent les lobules.

1. Bronche avec son revêtement intérieur d'épithélium cylindrique à cils vibratiles. — 2. Tissu cellulaire qui entoure un groupe de lobules (lobules primitifs de quelques auteurs). — 3. Un canalicule respirateur recouvert à sa surface interne d'épithélium pavimenteux, et bifurqué pour donner naissance à deux lobules. — 4. Un lobule avec ses cloisons intérieures et son revêtement épithélial. — 5. Deux lobules adossés.

Ce lobule représente l'acinus des glandes en grappe, et comme on l'observe également dans ces glandes, sa paroi élastique est de structure identique à celle du conduit qui le réunit au canal excréteur, c'est-à-dire du canalicule respirateur. Le lobule, ou acinus pulmonaire, est une cavité, un renflement qui se dilate pendant l'inspiration et qui revient sur lui-même pendant

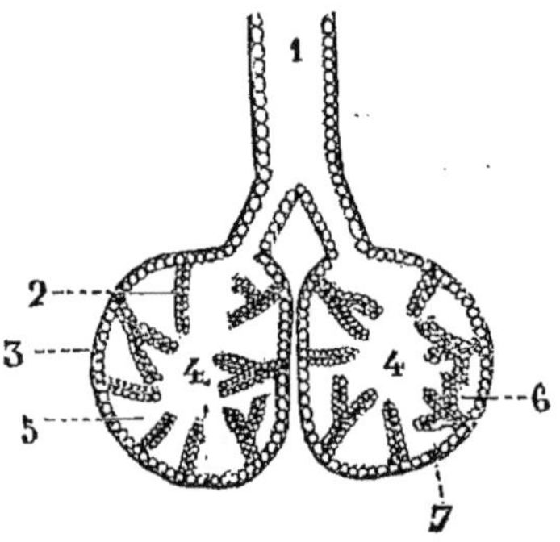

Fig. 20. Montrant deux lobules grossis de la figure précédente.

1. Canalicule respirateur bifurqué. — 2. Cloison de l'intérieur du lobule séparant deux cellules. — 3 et 7. Paroi du lobule et épithélium pavimenteux qui la tapisse. — 4. 4. Cavité du lobule. — 5. Cellule pulmonaire ou utricule, ou alvéole. — 6. Une cloison intérieure du lobule se divisant.

l'excrétion (expiration) du poumon. Ce renflement est bosselé à sa surface extérieure, et ces bosselures correspondent à des dépressions ou culs-de-sac de la surface intérieure. A l'intérieur, on aperçoit les culs-de-sac comme dans les acini des glandes en grappe. On y voit, en outre, des cloisons, simples ordinairement, subdivisées quelquefois, qui s'élèvent de la surface intérieure du lobule, et qui divisent sa cavité en plusieurs compartiments ou cellules pulmonaires, communiquant avec la cavité du lobule. Les cloisons et les compartiments donnent à cette surface l'aspect des alvéoles d'une ruche d'abeilles.

La surface intérieure du lobule du poumon et du canalicule respirateur est recouverte d'une simple couche d'épithélium pavimenteux, qui se continue à la surface des cloisons de l'intérieur du lobule. Entre cette couche épithéliale et la paroi élastique du lobule et du canalicule respirateur, on voit le réseau

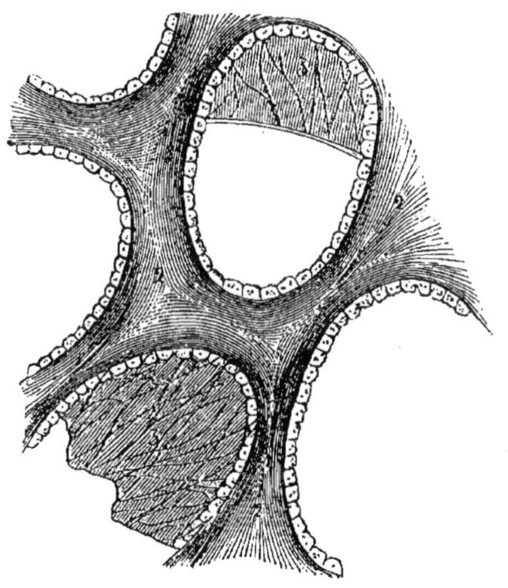

Fig. 21. Schéma montrant une coupe transversale de quatre cellules pulmonaires (alvéoles, utricules de quelques auteurs).

2. 2. 2. Cloisons élastiques entre les cellules ; les cellules qu'elles séparent sont représentées avec leur épithélium. — 3. 3. Paroi d'une cellule voisine, déjetée de côté pendant la préparation de la pièce.

capillaire qui est le siége des phénomènes de respiration et d'excrétion pulmonaires.

Voilà, en quelques mots, la structure du poumon dégagée des difficultés qui hérissent son étude, à cause des nombreuses dénominations que les auteurs ont donné aux différentes parties qui constituent ce tissu.

Par exemple, les auteurs appellent *lobule secondaire* l'ensemble des lobules tenant au même canalicule (*Voy.* fig. 13) ; chaque lobule de notre description constitue leur lobule primitif. Ils désignent la portion de division bronchique qui précède les canalicules sous le nom de bronche extra-lobulaire, et le canalicule principal sous celui de bronche intra-lobulaire. La cavité de notre lobule est connue sous le nom d'infundibulum (Rossignol), d'utricules fusiformes (Kolliker), de cavités terminales (Mandl). Les petits compartiments ou cellules du lobule pulmonaire, séparés par des cloisons et communiquant avec la cavité du lobule, sont nommés, par les auteurs, alvéoles pariétaux sur les côtés, et alvéoles terminaux (Rossignol, Sappey), cellules terminales, utricules terminales (Mandl), dans les parties les plus profondes du lobule. Pourquoi donc les savants se montrent-ils si désireux de créer des mots nouveaux, lorsque le besoin ne s'en fait pas sentir? Les plus simples, les plus faciles pour la mémoire du lecteur et pour l'intelligence du sujet sont cent fois préférables.

§ III. — Les auteurs ne diffèrent d'opinion que sur un point.

Prenant pour point de comparaison la description précédente, nous verrons que tous les anatomistes du XVIIIe et du XIXe siècles ont connu les divisions bronchiques, les canalicules respirateurs, et la paroi des lobules pulmonaires. Ils se sont entendus, excepté sur un seul point, sur la disposition des cloisons et des compartiments de l'intérieur du lobule. La série des figures qui suivent montre, jusqu'à l'évidence, l'exactitude de ce que nous avançons.

Malpighi, seul, ayant découvert les lobules, crut qu'ils ne formaient point de cavités distinctes et qu'ils communiquaient par des orifices avec les lobules voisins.

Les savants qui suivirent Malpighi admettaient :

1° Les uns, le cloisonnement incomplet de l'intérieur

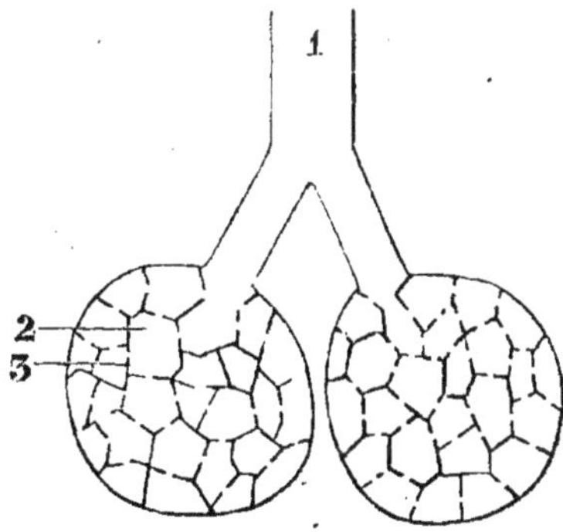

Fig. 22. Montrant deux lobules pulmonaires, d'après l'opinion qui consiste à considérer le lobule comme une masse remplie d'aréoles nombreuses communiquant entre elles.

du lobule et la communication, entre eux, de ses divers compartiments ou cellules ;

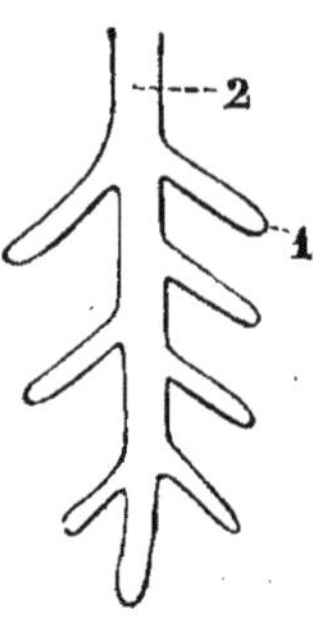

Fig. 23. Terminaison des divisions bronchiques par des tubes en cæcum, d'après l'opinion de Reisseissen.

2° Les autres, une indépendance complète de chaque cellule, formant l'extrémité, dilatée ou non, du canalicule respirateur. A la première opinion se rattachent celles de Helvétius, Sœmmering, Magendie, MM. Rainey, Rossignol, Todd et Bowmann, Kolliker, Mandl, Milne-Edwards, Sappey, Robin. La deuxième opinion est représentée par Willis, Reisseissen, Meckel, Bazin, Duvernoy, Lereboullet.

Helvétius, en 1718, compara l'intérieur d'un lobule pulmonaire au tissu érectile des corps caverneux. Pour lui, les cloisons de l'intérieur du lobule s'entrecroisaient dans tous les sens, et présentaient des orifices, faisant communiquer entre eux les nombreux compartiments. En un mot, les cellules pulmonaires séparées par les cloisons représentaient les aréoles du tissu érectile séparées par les trabécules (*Voy.* fig. 22).

Haller partageait cette opinion (1756).

Sœmmering et Magendie émirent une opinion qui présente une certaine analogie et une différence avec la précédente. Ils admettaient, comme Helvétius et Haller, que le lobule était rempli de cellules communiquant toutes les unes avec les autres, mais que les cloisons, limitant ces cellules, étaient formées par le réseau des vaisseaux capillaires.

Les idées des anatomistes que nous venons de citer ne diffèrent de la vérité qu'en un point. Ils n'ont pas vu exactement la hauteur des cloisons intérieures du lobule (*Voy.* fig. 19 et 20). De plus, Sœmmering et Magendie n'ont vu que les vaisseaux situés sur les cloisons et non les cloisons elles-mêmes. Il est probable qu'ils ont observé des poumons dont les vaisseaux étaient injectés.

Si l'on fait du lobule pulmonaire un acinus de glande en grappe, on voit simplement les culs-de-sac séparés par des cloisons ramifiées, et non par des cloisons simples et peu saillantes, comme dans les culs-de-sac de la parotide, de la mamelle, etc.

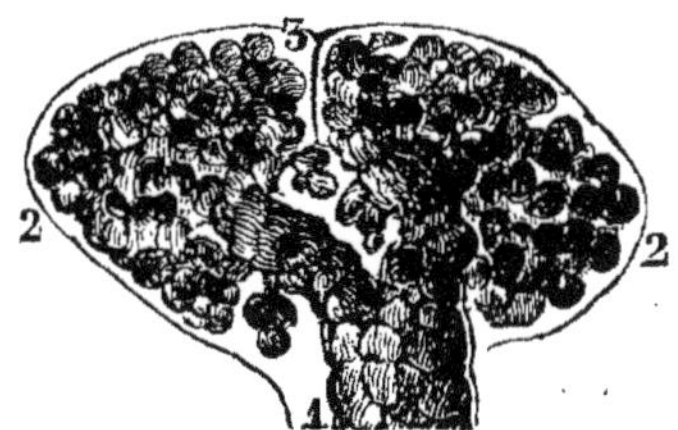

Fig. 24. Montrant la terminaison des bronches dans l'épaisseur d'un lobule pulmonaire, d'après l'opinion de Rainey.

1. Canalicule respirateur. — 2. 2. Lobules recevant une ramification du canalicule. — 3. Espace qui sépare les lobules (Fig. tirée de M. Lefort).

Rainey, 1845, dit que le canalicule respirateur (sa bronche intra-lobulaire) pénètre jusqu'au fond du lobule, et que sa paroi est criblée de trous qui le mettent en communication avec les compartiments ou cellules du lobule pulmonaire. Il est évident que l'anatomiste anglais a étudié des lobules affaissés. Dans l'affaissement que subit le poumon extrait du corps de l'animal, les cloisons arrivent presque au contact par leur extrémité libre et forment une espèce de paroi à la cavité centrale du lobule. Les orifices de cette prétendue paroi sont les ouvertures rétrécies des cellules limitées par les cloisons.

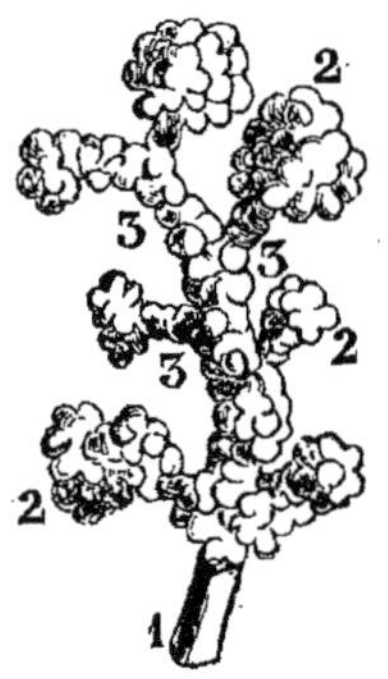

Fig. 25. Montrant la surface de plusieurs lobules pulmonaires aux extrémités des divisions d'un canalicule respirateur (Préparation par corrosion).

1. Division bronchique donnant naissance au canalicule respirateur. — 2. 2. 2. Lobules représentant les acini des glandes en grappe, avec leurs culs-de-sac. — 3. 3. 3. Ramifications du canalicule respirateur avec leurs bosselures; ces conduits sont les analogues des tubes sécréteurs des glandes en grappe (Fig. tirée de la thèse de M. Lefort).

(Cette figure représente les figures 12, 13 et 14. Seulement, elle montre la surface et les bosselures extérieures des lobules et des canalicules.)

En 1858, dans sa thèse inaugurale, compilation qui ne renferme aucune idée nouvelle, M. Lefort exprime une opinion qui se rapproche beaucoup de celle de Rainey. Mais ce travail est si confus en général, et dans la description de la structure du lobule en particulier, que nous renonçons à en faire mention, craignant de ne point rendre fidèlement les idées de l'auteur.

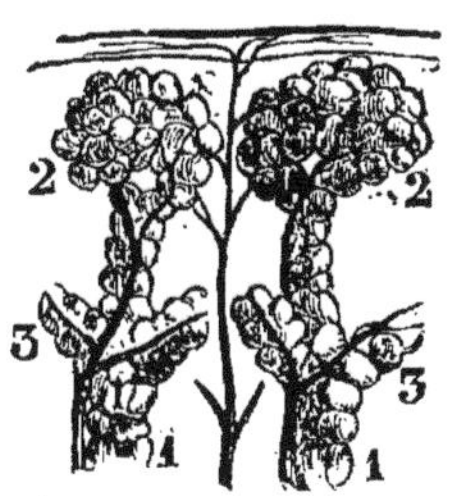

Fig. 26. Montrant deux lobules (2. 2.) à l'extrémité de deux canalicules respirateurs (1. 1.) 3. 3. sont deux ramifications des canalicules.

Sur ces canalicules on voit les ramifications de l'artère pulmonaire qui pénètre la paroi du lobule et du canalicule. Entre les deux, on voit un petit vaisseau qui se dirige vers la plèvre, à laquelle il donne quelques ramifications (Fig. tirée de la thèse de M. Lefort).

Revenant à Rainey, nous voyons que son lobule, s'il était insufflé, représenterait très-exactement le vrai lobule du poumon.

MM. Rossignol, Todd et Bowmann, Kolliker, Mandl, Milne-Edwards, Sappey, admettent la structure du poumon telle que nous l'avons indiquée au commencement de cet article. M. Kolliker, seul, ne croit pas à l'existence des cellules situées au fond du lobule pulmonaire. A cela près, sa description présente beaucoup d'analogie avec celle des autres savants que nous venons de citer.

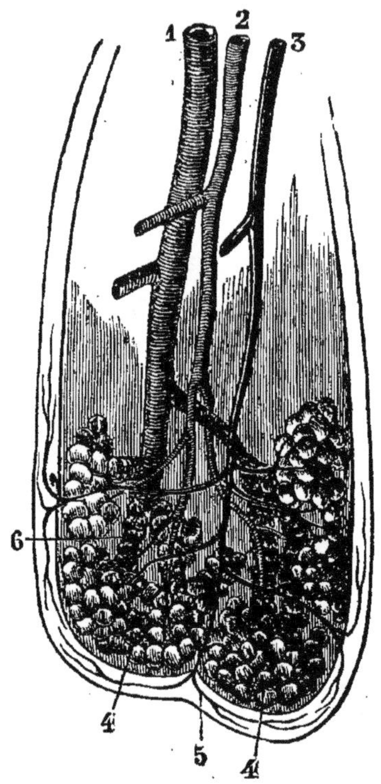

Fig. 27. Montrant un dessin schématique de la structure du poumon, d'après Lefort.

On y voit la disposition des lobules aux extrémités des bronches et leur rapport avec les vaisseaux du poumon.

1. Bronche donnant naissance à deux canalicules principaux. — 2. Artère pulmonaire se portant aux lobules en suivant les divisions bronchiques. — 3. Veine accompagnant l'artère. — 4. 4. Surface bosselée des lobules du poumon. — 5. Veine naissant dans la plèvre. — 6. Ramification du canalicule respirateur.

On voit que, d'après leur description, le lobule représente bien exactement un acinus de glande en grappe, acinus dont les culs-de-sac, plus ou moins profonds, sont séparés par des cloisons assez élevées.

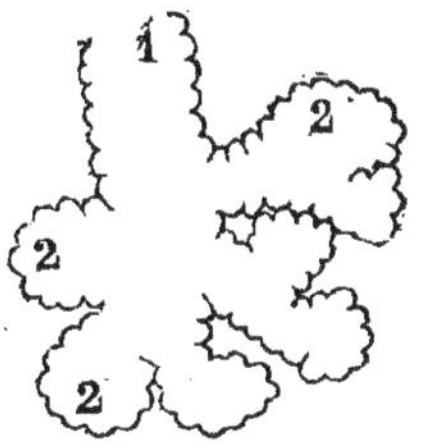

Fig. 28. Coupe d'une pièce par corrosion, préparée par M. Rossignol.

On y voit un lobule à l'extrémité d'un canalicule, avec les cloisons intérieures.

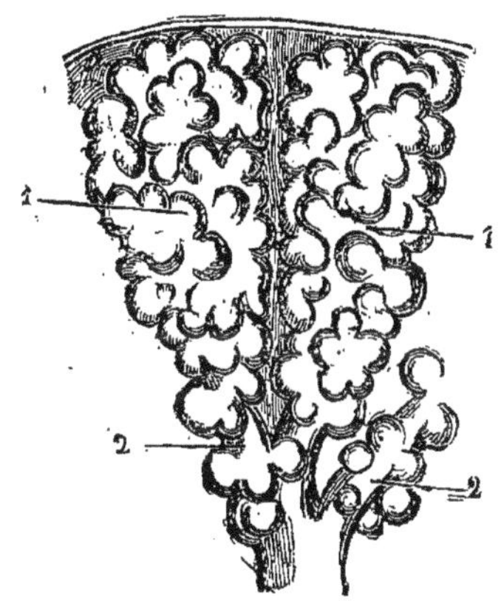

Fig. 29. Montrant deux lobules pulmonaires, d'après Kolliker.

1. 1. Renflements de la surface extérieure des lobules, correspondant aux culs-de-sac de l'intérieur. — 2. 2. Ramifications d'un canalicule respirateur.

M. Robin professe la même opinion; seulement pour lui, comme on peut s'en assurer par les figures 31 et 32, les culs-de-sac ou cellules pulmonaires, au lieu d'être juxtaposés et séparés par une simple cloison, sont fortement déprimés en forme de cœcum, et séparés les uns des autres par une cloison double. En un mot, chaque cellule, compartiment ou cul-de-sac est si fortement déprimé qu'il représente un petit tube.

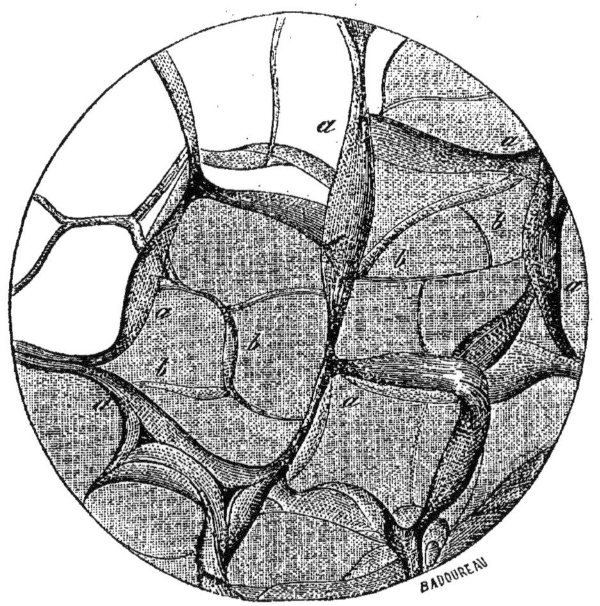

Fig. 30. Montrant l'intérieur d'un poumon de grenouille, d'après M. Mandl.

a. a. a. a. Grandes cavités, aréoles, cellules, ou utricules séparées par les cloisons principales. — *b. b. b. b.* Cellules plus petites contenues dans les principales et séparées par des cloisons plus minces.

Le poumon de grenouille diffère à peine d'un lobule du poumon de l'homme.

On voit des glandes en grappe dans lesquelles il existe des culs-de-sac tubuleux, analogues à ceux du poumon.

Willis, Reisseissen, Bazin (de Bordeaux), Lereboullet (de Strasbourg) n'admettent pas l'existence des cloisons dans les lobules.

Pour Willis (1675), chaque canalicule respirateur se terminait par un grand nombre de canalicules plus petits, se rendant chacun à une petite dilatation ou

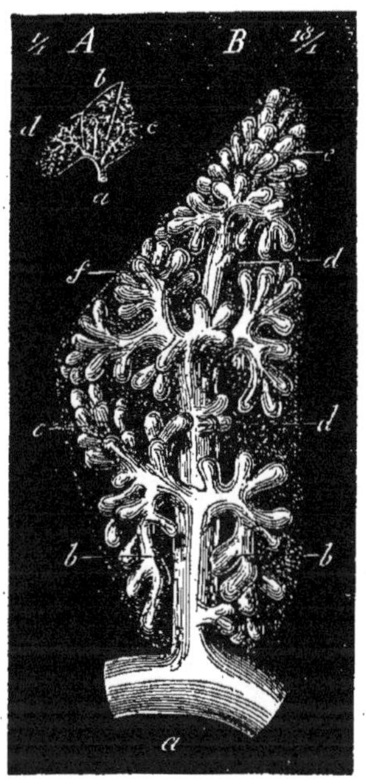

Fig. 31.

A. Lobule pulmonaire avec ses dimensions normales. — B. Lobule grossi dix-huit fois. — *a*. Division bronchique. — *d. d.* Canalicule respirateur se subdivisant. — *c. c. d. d.* Cellule pulmonaire, cul-de-sac de l'extrémité du canalicule ramifié (d'après M. Robin).

ampoule, dont l'intérieur ne présentait aucune saillie. D'après cette théorie, on voit qu'un simple cul-de-sac glandulaire donnerait naissance à un tube sécréteur (*Voy.* fig. 33).

Bazin (de Bordeaux, 1836) reproduit la même opinion.

Reisseissen (1822) reproduit celle de Willis. Seulement, au lieu de faire terminer les ramifications du canalicule respirateur par des dilatations, il les décrit se terminant en simples culs-de-sac (*Voy.* fig. 23). Meckel, Duvernoy, Lereboullet (de Strasbourg, 1838) adoptent les idées de Reissessen.

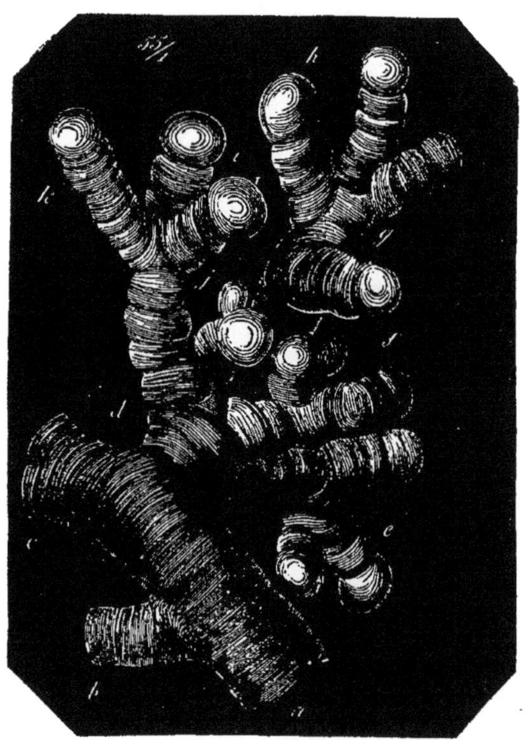

Fig. 32. Montrant le moule d'une division du canalicule respirateur et de ses culs-de-sac, grossi cinquante-cinq fois.

a. Canalicule. — *b. c.* Ramifications tronquées. — *d.* Canalicule fournissant les culs-de-sac nombreux *e. f. g. h. i. j. k.* — Ces culs-de-sac sont bosselés. (D'après M. Robin).

L'étude des opinions émises par les auteurs à différentes époques nous montre, non-seulement que la structure du poumon nous est parfaitement connue au-

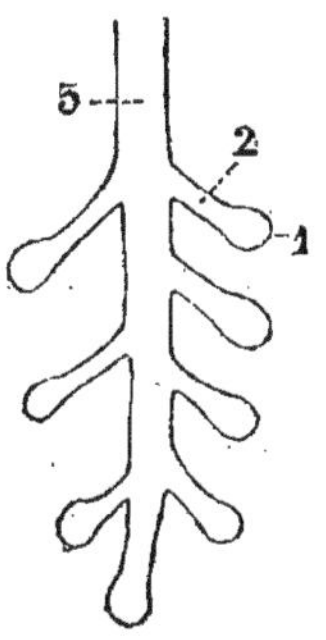

Fig. 33. Dernière division bronchique et quelques canalicules se terminant par un petit renflement (opinion de Willis).

jourd'hui, mais encore que les raisons fournies par certains hommes, adversaires quand même du microscope, ne sont pas fondées, lorsqu'ils disent que tous les auteurs sont complétement divisés sur la structure du tissu qui nous occupe. Loin de voir ici une divergence d'opinion, nous voyons, au contraire, que chacun des nombreux savants qui se sont occupés de cette question décrit une structure qui est celle du tissu glandulaire des glandes en grappe, et que, si l'opinion qu'il produit diffère de celle de ses prédécesseurs ou de ses contemporains, c'est tout simplement par la plus ou moins grande profondeur des cellules et la plus ou moins grande hauteur des cloisons qui les séparent.

ARTICLE QUATRIÈME.

LE DÉVELOPPEMENT DU POUMON MONTRE AUSSI QUE CET ORGANE EST UNE GLANDE.

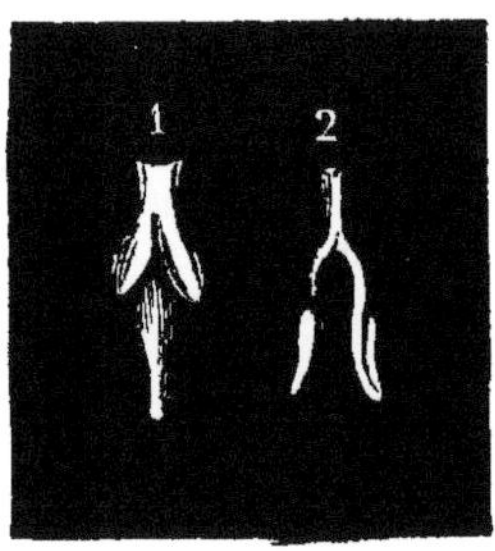

Fig. 34. Montrant le développement du poumon, d'après Rathke.

1. Bronche droite donnant trois bourgeons qui doivent former plus tard les trois lobes.— 2. Trachée donnant deux bourgeons qui formeront les deux bronches, et plus tard les deux poumons.

Un autre caractère, tiré de leur développement, rapproche encore le poumon des glandes en grappe. En effet, l'un et les autres se montrent de la même manière chez l'embryon. De nombreuses figures, d'après M. Mandl, d'après Rathke et Muller, nous montrent cette identité de développement. On voit, en effet, la trachée représenter un cordon plein de la même manière que le canal excréteur d'une glande. Ce cordon se creuse d'une cavité, et se divise en bourgeonnant pour donner naissance aux bronches.

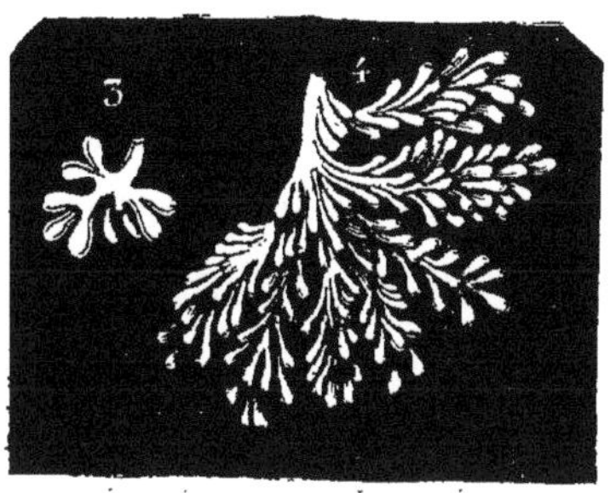

Fig. 35. Développement du poumon.

3 et 4. Développement plus avancé.— 3. Bourgeonnement d'une bronche. — 4. Ramifications de ces bourgeonnements devant former plus tard les lobules pulmonaires, d'après J. Muller.

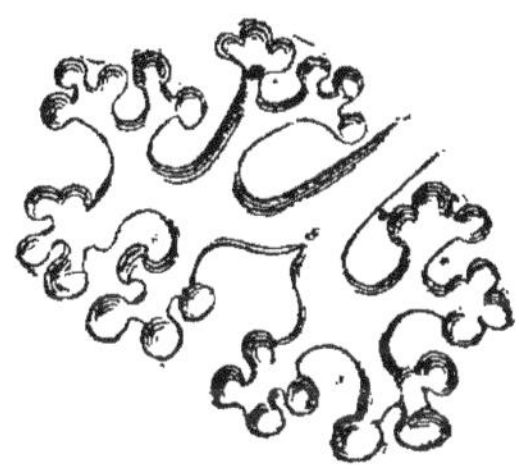

Fig. 36. Montrant la terminaison des bronches chez un fœtus de deux mois.

On y voit une petite bronche donnant naissance à deux canalicules respirateurs qui se subdivisent trois ou quatre fois pour fournir les lobules pulmonaires (Figure tirée de la thèse de M. Lefort, 1858).

En 1857, dans la *Gazette hebdomadaire*, M. Mandl a publié un dessin semblable, représentant le développement du poumon chez un embryon d'agneau.

Les bronches, pleines d'abord, creuses ensuite, bourgeonnent à leur tour, et ces bourgeonnements vont sans cesse en se multipliant, jusqu'à ce que le poumon soit constitué par une foule de cavités ou lobules.

En même temps que ce bourgeonnement s'opère, il se développe, à la surface intérieure de la paroi des lobules, des cloisons qui en divisent la cavité en petits compartiments. Les glandes en grappe se développent de la même manière, c'est-à-dire par bourgeonnement, depuis le canal jusqu'aux culs-de-sac.

CHAPITRE DEUXIÈME.

LE POUMON PRÉSENTE UNE SÉCRÉTION ANALOGUE A CELLE DES AUTRES GLANDES.

---

§ Ier. — Sécrétion et excrétion ; le poumon excrète.

Qu'est-ce en effet qu'une sécrétion? La sécrétion est un phénomène en vertu duquel des organes appelés glandes prennent dans le sang certains matériaux, soit pour les rejeter au dehors, soit pour leur faire subir certaines métamorphoses et les rendre propres à l'accomplissement d'actes importants. Ces organes sécréteurs sont appelés glandes. Il est utile de bien définir la sécrétion et de la distinguer de l'excrétion. Parmi les produits sécrétés, les uns sont déposés sur des surfaces séreuses ou muqueuses et repris en totalité ou en partie par l'absorption, après avoir joué un rôle dans certains actes physiologiques (salive), ou sans avoir rempli aucun usage (sperme). Ces liquides sont des produits de sécrétion proprement dits, on les désigne encore sous le nom de liquides de sécrétion recrémentitielle. Les autres produits de sécrétion sont rejetés par des ouvertures extérieures, méat urinaire, orifices des glandes sébacées et des glandes sudoripares; ils ne sont point repris par l'absorption et ne servent à aucun acte physiologique après qu'ils ont été sécrétés. Ce sont des produits de sécrétion excrétoire. La fonction du poumon, indépendante de la respiration, est une sécrétion excrémentitielle, c'est une excrétion.

Le mécanisme de la sécrétion consiste dans l'apport du sang à la paroi glandulaire, dans l'action spéciale de cette paroi sur le sang, et dans la filtration, sur la surface épithéliale, des produits sécrétés. Quelques auteurs, au point de vue de la sécrétion et de l'excrétion, ont divisé les glandes en deux espèces, et ils ont admis des parenchymes glandulaires ou vraies glandes et des parenchymes non glandulaires ou fausses glandes. Pour eux, les parenchymes glandulaires ne serviraient point seulement à la filtration des produits de sécrétion, mais ces organes auraient une action propre, une propriété spéciale, celle de produire de toutes pièces une substance qu'on ne trouve pas dans le sang : c'est ainsi que la glande salivaire forme la ptyaline, les glandes de l'estomac, la pepsine, etc. ; or, on sait que la ptyaline et la pepsine ne se rencontrent pas dans le sang. Les parenchymes non glandulaires, au contraire, ne produisent aucune substance, ils se laissent traverser à la manière de filtres par le produit de sécrétion et tous les éléments de leur sécrétion se retrouvent dans le sang. Cette division sera parfaite, lorsqu'on aura démontré quelles sont les substances que les glandes prennent au sang et celles qu'elles fabriquent. Autrefois, on croyait que l'urée ne venait pas du sang et que le rein lui donnait naissance ! On trouvera peut-être encore dans le sang certains principes qu'on n'y a pas encore constaté et qu'on croit être fabriqués par les glandes.

Dans le précédent article, nous avons établi l'analogie de structure de l'appareil respiratoire et d'un appareil de sécrétion ; nous allons maintenant prouver que le poumon fonctionne à la manière d'une glande.

§ II. — Pourquoi on n'a jamais étudié la fonction d'excrétion du poumon.

Ce qui distrait l'esprit de l'observateur, en considérant cet appareil, c'est l'importance de la haute fonction que remplit le poumon. Depuis longtemps on est habitué à confondre tous les actes pulmonaires sous le nom de respiration ; cette confusion de langage jette un nuage sur la physiologie et la pathologie de cet appareil.

§ III. — Le poumon a deux fonctions.

D'après nos observations, nous sommes convaincu que le poumon est chargé de deux fonctions qu'il remplit alternativement et qui sont intimement liées l'une à l'autre. L'état anatomique du poumon est disposé de telle sorte qu'il ne peut exécuter en même temps ces deux fonctions, qui sont la respiration et la sécrétion.

De même que le larynx sert au passage de l'air de la respiration et en même temps à la phonation, de même que le pharynx sert tour à tour à la déglutition et à la respiration, de même aussi le poumon sert à la respiration et à l'excrétion.

Si nous étudions la sécrétion de la glande pulmonaire, nous remarquons qu'elle ne diffère pas des autres.

La sécrétion du poumon est une vraie excrétion, et à ce titre, la glande pulmonaire se rapproche du rein et des glandes sudoripares dont les conduits excréteurs s'ouvrent à l'extérieur, comme les narines.

§ IV. — Moment de l'excrétion pulmonaire.

L'excrétion du poumon est essentiellement intermittente et intimement liée à la respiration, si intimement, que l'une est la conséquence forcée de l'autre. Cette fonction a donc lieu de 16 à 18 fois par minute, 1020 fois par heure, 24480 fois par jour. Le moment où le poumon excrète est celui qui correspond à l'expiration, tandis que celui de l'inspiration représente à lui seul le phénomène de la respiration.

§ V. — Nature de l'excrétion pulmonaire.

L'excrétion du poumon est toute spéciale, elle est gazeuse, et il est évident que cet organe est la glande destinée à éliminer du sang les gaz qui y sont contenus. Nous verrons, en effet, que ses produits sont des vapeurs, des gaz ou des substances volatiles.

Objection à cette théorie. — La première objection qui viendra naturellement à l'esprit de chacun, et qui s'est déjà présentée au nôtre, est celle-ci : Mais nous savons tous que le poumon rejette des gaz comme l'acide carbonique, et des vapeurs comme la vapeur d'eau, ce phénomène est étudié avec la respiration.

Certainement, dans l'étude de la respiration, on parle de l'exhalation de l'acide carbonique et de la vapeur d'eau, mais cela prouve-t-il que cette exhalation ne soit pas une excrétion? L'élimination de quelques substances volatiles, principe volatil de l'ail, éther, chloroforme, alcool, ne prouve-t-elle pas qu'il y a là autre chose que l'acte respiratoire?

§ VI. — Mécanisme de l'excrétion.

La structure du poumon et des glandes étant la même, le mécanisme de la sécrétion doit être le même. En effet, le sang veineux prend dans les capillaires les produits de l'absorption intestinale et une partie de ceux de la désassimilation des tissus qui composent notre corps. Ces produits de désassimilation rendent le sang impur et doivent pour la plupart être rejetés par les glandes sous forme d'excrétion. Parmi eux, il s'en trouve de gazeux, comme l'acide carbonique qui sature le sang veineux. Il existe aussi dans le sang une matière organique, volatile, résultat de la désassimilation de nos tissus, et en même temps, toutes les substances volatiles que la digestion introduit dans le sang, principe volatil de l'ail, de l'oignon, éther, chloroforme, alcool, etc. Toutes ces substances gazeuses ou volatiles ne peuvent être excrétées par les glandes sudoripares, par les glandes rénales, etc.; aussi est-il naturel de penser que le poumon est une glande spécialement destinée à ces substances qui sont toujours éliminées par cette voie.

Le sang, chargé des matériaux de désassimilation et de ceux qu'il a pris par l'absorption intestinale, circule dans les veines, les artères et les capillaires. Dans la course circulaire qu'il décrit au sein de nos tissus soixante-dix fois par minute, le sang se débarrasse après chaque respiration, c'est-à-dire seize fois par minute d'une partie de ses produits gazeux.

Les capillaires de la glande pulmonaire forment un réseau très-serré au-dessous de l'épithélium des cellules du poumon, entre la paroi propre et l'épithélium; à ce niveau, le sang n'est donc séparé de l'air que par la paroi du vaisseau et par la couche épithéliale fort mince. En vertu d'une propriété de tissu, probablement inhérente à l'épithélium des lobules pulmonaires, les gaz et les substances volatiles traversent, de dedans en dehors, la mince paroi qui les recouvrait.

Cette propriété du tissu pulmonaire est analogue à celle du tissu rénal qui permet à l'urée de le traverser, et qui ne se laisse point traverser par certaines autres substances.

§ VII. — Produits d'excrétion.

Les produits d'excrétion du poumon sont gazeux ou volatils. Les uns sont accidentels, les autres permanents. Ces derniers sont les gaz azote et acide carbonique, la vapeur d'eau et une matière organique particulière exhalée par le poumon. Les produits accidentels sont toutes les substances gazeuses et volatiles introduites dans le sang par les voies de l'absorption intestinale, cutanée ou pulmonaire, telles que alcool, éther, camphre, etc. Toutes ces substances traversent la paroi des capillaires et la couche épithéliale, qui séparent le sang de l'air contenu dans les vésicules pulmonaires.

I. — *Excrétion de l'azote.*

On trouve, dans les produits d'excrétion de la glande pulmonaire, une fort petite quantité d'azote, en rapport avec celle qui est prise par la glande pendant l'inspiration. Que cet azote provienne des inspirations précédentes, ou qu'il soit un produit des transformations organiques des matières azotées de notre corps, ce qui paraît probable, peu importe à notre sujet.

II. — *Excrétion de l'acide carbonique.*

L'acide carbonique est un des nombreux produits de désassimilation de nos tissus, un produit gazeux.

Il est pris par les capillaires au sein des organes, et il est porté au poumon par le système circulatoire du cœur droit, par le sang veineux. Arrivé au niveau des capillaires de la glande pulmonaire, il se dégage et passe dans les vésicules du poumon et dans les divisions bronchiques, d'où il sera bientôt expulsé.

Les lois de l'endosmose gazeuse nous apprennent que cette excrétion de l'acide carbonique marche, en général, de front avec l'absorption de l'oxygène, que l'une diminue quand l'autre diminue, et qu'elles augmentent également en même temps. La séparation de l'acide carbonique du sang nécessite donc l'intervention de l'oxygène, et c'est, à coup sûr, pour cette raison que le poumon a été chargé de ces deux fonctions de respiration et d'excrétion. Dans cet échange gazeux, se trouvent liées de la manière la plus intime la respiration et l'excrétion du poumon.

Si, ordinairement, l'exhalation de l'acide carbonique augmente ou diminue dans les mêmes rapports que l'absorption de l'oxygène, il ne faut voir dans ces deux phénomènes que deux phénomènes de nutrition, et il est naturel de penser que l'organisme doit prendre dans l'air un aliment dont les effets nutritifs sont en rapport avec les déperditions qu'il subit sans cesse.

En un mot, nous ne voyons, dans ces deux phénomènes, qu'une succession de deux fonctions se portant mutuellement secours, et une foule de faits se présentent à l'esprit du physiologiste pour lui prouver que l'un de ces actes peut continuer pendant que l'autre cesse complétement ou à peu près complétement. Malgré l'affinité qui existe entre les phénomènes produits par ces deux courants gazeux, on ne doit point les croire inséparables : nous allons le démontrer.

D'abord, *l'absorption de l'oxygène peut continuer, l'excrétion de l'acide carbonique étant suspendue*, dans les cas suivants, par exemple :

1° MM. Vierordt et Duchek ont démontré que la quantité d'acide carbonique exhalé diminue au bout de peu de temps, après l'ingestion d'une certaine quantité d'alcool. Introduit dans le sang par l'absorption intestinale, l'alcool se transforme en aldéhyde, qui est excrété par le poumon, tant qu'il en existe dans les vaisseaux. Lorsque cette substance a complétement disparu du liquide sanguin, on voit l'acide carbonique, qui avait considérablement diminué et presque disparu, revenir à son état normal. Et cependant, tandis que le poumon se débarrassait de l'aldéhyde, il absorbait l'oxygène comme à l'état normal.

2° Les cholériques absorbent de l'oxygène et n'excrètent que fort peu d'acide carbonique.

On peut voir, au contraire, *l'excrétion de l'acide carbonique continuer, pendant que l'absorption de l'oxygène est interrompue.*

Dans le cas d'asphyxie par l'acide carbonique; par exemple, dans le cas où un homme respire l'acide carbonique provenant d'un brasier ardent, ou bien dans le cas où un homme respire dans une pièce trop étroite, l'oxygène diminue rapidement, et il arrive un moment où la quantité de ce gaz absorbée par le patient est presque nulle. A ce moment, cependant, l'excrétion de l'acide carbonique n'a pas cessé, et ce gaz vient s'ajouter à celui que l'air contenait déjà. On peut répéter facilement cette expérience en privant d'oxygène certains animaux, tels que les grenouilles. Elles continuent à vivre pendant plusieurs jours, et excrètent de l'acide carbonique.

Donc, absorption d'oxygène et excrétion d'acide carbonique pouvant avoir lieu séparément, nous croyons devoir conclure que ces deux phénomènes sont le résultat de deux fonctions intercalées, et qu'ils ne sont pas chacun le *sine quâ non* de l'autre.

III. — *Excrétion de la vapeur d'eau.*

En même temps que l'acide carbonique se dégage et qu'il est remplacé par l'oxygène, une certaine quantité d'eau passe du sang dans l'air, à l'état de vapeur. Si la sortie de l'acide carbonique ne s'opère le plus souvent que pendant l'entrée de l'oxygène, il n'en est plus de même pour la vapeur d'eau qui sort naturellement du poumon, comme l'eau de l'urine sort par les tubes urinifères.

Comment pourrait-on refuser le nom de sécrétion à ce phénomène qui sépare l'eau du sang dans la glande pulmonaire ?

IV. — *Excrétion d'une matière organique.*

Pendant que la nutrition s'opère au sein de nos tissus, une substance organique particulière passe dans le sang ; elle est transportée par les veines dans le poumon. Là, cette matière passe, comme la vapeur d'eau, à travers la paroi des capillaires et la couche épithéliale qui les recouvre ; elle se mélange aux autres produits d'excrétion. Cette substance, qui détermine la mauvaise haleine de quelques personnes, est inconnue dans son essence, mais son existence peut être prouvée. Il suffit, en effet, de faire passer, par l'intermédiaire d'un tube, les gaz excrétés par les poumons à travers une solution de nitrate d'argent ou de l'acide azotique. La première se colore en rose , et le second prend une coloration jaunâtre. Or, ces colorations ne sont produites dans ces liquides que par les matières organiques.

Si le poumon n'était pas véritablement un organe de sécrétion, comment pourrait-on admettre dans les produits de l'expiration une substance qu'on ne rencontre pas dans l'air de l'inspiration ?

§ VIII. — Quantité de produits excrétés.

L'azote, l'acide carbonique, l'eau et une matière organique, tels sont les produits normaux de l'excré–

tion pulmonaire. Quelle est la quantité de chacun de ces produits excrétés par le poumon? Quelles sont les causes qui font varier ces quantités?

I. — *Azote.*

La quantité d'azote (gaz découvert dans les produits de l'expiration par Priestley en 1774) est infiniment petite.

Elle n'est en moyenne que les 5 millièmes de la quantité d'acide carbonique excrété par le poumon.

II. — *Acide carbonique.*

Avant que Joseph Black, de Glascow (1757), inspiré des idées de Van-Helmont et de Mayow, découvrît l'acide carbonique dans les produits de l'expiration, Fracassati, médecin italien (1665), et Lower (1669), avaient déjà constaté que le sang noir devenait rouge dans le poumon et non dans le cœur, comme on le croyait avant eux.

L'acide carbonique excrété par le poumon a été particulièrement étudié par de nombreux chimistes et physiologistes, Brunner et Valentin, Regnault et Reiset entre autres. Ces savants ont remarqué que 100 volumes d'air expiré, c'est-à-dire du mélange de l'air contenu dans les poumons et des produits d'excrétion du poumon, contiennent 4 vol. 26 cent. d'acide carbonique. Or, à chaque expiration, nous rejetons en moyenne

1/2 litre de produits gazeux, par conséquent 18 fois cette quantité en une minute, c'est-à-dire 9 litres, 60 fois 9 litres en une heure ou 540 litres, enfin 24 fois 540 ou 12,960 litres par jour, environ. L'acide carbonique représentant 4 vol. 26 pour 100, il est facile de démontrer que nos poumons excrètent dans un jour 551 litres, environ, d'acide carbonique, chiffre considérable.

On sait que la quantité d'acide carbonique excrété (*Voy.* p. 65) n'est pas la même à tous les âges, qu'elle est plus considérable chez l'homme que chez la femme, et qu'elle est en rapport avec l'activité des fonctions nutritives de notre organisme. L'ingestion des aliments féculents augmente la proportion d'acide carbonique; l'exercice l'augmente également. Cette proportion diminue au contraire pendant le sommeil, pendant que le corps est soumis à une alimentation insuffisante, et surtout pendant l'inanition. La présence de l'alcool dans le sang la diminue également, et cette diminution persiste tant que dure l'excrétion de la substance alcoolique par le poumon.

La menstruation exerce une influence manifeste sur la quantité d'acide carbonique excrété, selon MM. Andral et Gavarret. Chez les jeunes sujets, filles ou garçons, cette quantité est sensiblement la même jusqu'à la puberté. Mais alors, elle augmente chez le garçon, tandis que chez la jeune fille, la quantité d'acide carbonique excrété reste stationnaire à partir du moment où les premières règles ont paru jusqu'à la ménopause, époque à laquelle les proportions de ce gaz redeviennent les mêmes dans les deux sexes. Il est fort curieux de voir les causes qui suspendent le cours des règles, grossesse, etc., déterminer en même temps une augmentation considérable dans les proportions d'acide carbonique excrété, proportions qui égalent celles que l'on constate chez l'homme.

III. — *Eau.*

En débarrassant le sang de l'acide carbonique, le poumon rejette aussi une certaine quantité d'eau qui traverse la paroi des capillaires sous forme de vapeur. En temps ordinaire, un adulte se débarrasse, par cette voie, dans un jour, d'une quantité d'eau qu'on peut évaluer à 500 grammes. Cette quantité varie ; elle est plus abondante par un temps sec que par un temps humide, et lorsque l'air est saturé d'humidité, il ne peut se charger, dans le poumon, d'une quantité d'eau aussi considérable que s'il était sec. La saturation de l'air peut être telle, que l'excrétion de l'eau est complétement suspendue.

L'eau que le corps excrète ne prend pas seulement la voie pulmonaire, elle passe aussi par les glandes de la peau et par le rein ; ces glandes se prêtent un mutuel concours, car lorsque le poumon ne peut excréter l'eau pour des raisons de température et d'humidité de l'air, les glandes sudoripares et le rein s'emparent de cette eau et la rejettent au dehors.

IV. — *Matière organique.*

La matière organique excrétée par le poumon et les causes qui font varier son excrétion ne sont pas connues, mais il est probable que si des études sérieuses sont dirigées de ce côté, elles donneront des résultats importants ; car cette matière organique provient de la désassimilation de nos tissus, elle est excrétée par les poumons, et concourt à donner cette odeur désagréable, nauséabonde, à l'air des salles où sont accumulées un grand nombre de personnes. C'est cette odeur qui produit une sensation si désagréable lorsqu'on entre le matin dans une pièce close où une personne a passé la nuit. N'est-ce pas cette matière organique qui constitue la voie de transmissibilité de plusieurs maladies, variole, fièvre typhoïde, etc. ? C'est elle qui constitue, selon toute probabilité, les miasmes d'origine animale. Enfin, la matière organique excrétée par le poumon, et provenant de la désassimilation de nos tissus, donne, dans certains cas, à l'haleine de certaines personnes, une odeur insupportable, due probablement aux conditions hygiéniques dans lesquelles elles vivent.

§ IX. — Action élective du poumon sur les substances introduites dans le sang.

Produits accidentels. D'autres substances gazeuses ou volatiles se rencontrent dans les produits d'excrétion du poumon. Cette glande possède une action élective analogue à celle des autres glandes. Ainsi, le foie prend dans le sang des substances qui y ont été introduites sous forme de médicaments, de poisons, etc., les sels de plomb et le phosphore, par exemple ; le rein extrait du sang le nitrate de potasse, l'iodure de potassium, etc. ; les glandes salivaires choisissent les sels mercuriaux. Aucune glande ne prendrait la partie volatile des substances introduites dans le corps ? Aucune glande n'excrèterait les gaz ? Cependant notre organisme se débarrasse de substances volatiles, gazeuses, de même qu'il se débarrasse de substances liquides tenant ou non des matières en dissolution. Eh bien ! les organes chargés de l'élimination de ces substances gazeuses sont les poumons et les glandes sudoripares. Ingérez de l'ail dans l'estomac, ayez soin d'enlever, au moyen de lavages, tous les débris qui ont pu s'arrêter dans la bouche, cette cavité n'exhale aucune odeur aillacée, mais une heure après, deux heures après, lorsque l'ail a été digéré et pris par l'absorption, à la surface des villosités intestinales, et qu'il est passé dans le torrent de la circulation, une odeur très-pénétrante se manifeste et persiste pendant 24 heures, et 48 heures même, selon que la quantité de cette substance, a été plus ou moins considérable. Que s'est-il passé? L'ail a été absorbé avec les autres matériaux de la digestion. A chaque expiration, le sang imprégné de cette substance se débarrasse d'une certaine quantité de son principe volatil en traversant le poumon, et cette excrétion persiste tant que dure la présence de l'ail dans les vaisseaux.

Il est facile de s'assurer qu'une personne qui a ingéré de l'ail n'exhale cette odeur qu'au moment de l'excrétion pulmonaire (expiration), et qu'elle peut supprimer volontairement cette odeur en retenant sa respiration.

Ce que nous venons de dire de l'ail s'applique à toutes les substances possédant une matière volatile telles que l'éther, le camphre, le musc, le chloroforme et les alcooliques. Tout le monde sait que l'odeur vineuse exhalée par un homme en état d'ivresse vient du poumon, et que cette odeur se manifeste surtout au moment de l'expiration.

En 1811, Nysten fit de nombreuses expériences sur l'injection des substances gazeuses dans le sang. Il injecta de l'air, de l'oxygène, de l'hydrogène sulfuré et d'autres gaz encore. On pouvait constater la présence de ces gaz dans les produits de l'expiration.

Des expériences plus récentes de M. Cl. Bernard, reproduites dans ses *Leçons de physiologie expérimentale*, ont conduit ce savant à conclure que le poumon excrète tous les gaz que l'on injecte dans le sang.

§ X. — Évacuation des produits d'excrétion.

Dans les appareils de sécrétion, les liquides fournis par les glandes sont évacués par deux forces principales, le *vis à tergo* et la contraction des conduits de la glande. Dans la glande pulmonaire, le phénomène du *vis à tergo* ne peut point déterminer l'évacuation des produits excrétés puisque cette excrétion est essentiellement intermittente et qu'elle alterne avec une autre fonction, la respiration. C'est la glande elle-même qui est chargée de cette fonction, et pour cela, elle est presque entièrement formée de tissu élastique. En effet, au moment où les muscles inspirateurs dilatent le thorax par leur contraction, l'air de la respiration se précipite dans le poumon pour fournir au sang son oxygène. En même temps, les produits d'excrétion du poumon passent dans les cavités de cette glande, dans les grains glandulaires. Lorsque la respiration est accomplie, le poumon élastique chasse les produits gazeux de l'expiration, en revenant sur lui-même. Il entraîne dans son retrait les parois thoraciques qui deviennent mobiles et obéissent à la force élastique de la glande pulmonaire, les muscles ayant cessé de se contracter.

Le poumon n'est pas le siége de combustion locale. Si l'on avait toujours envisagé le poumon au double point de vue qui nous occupe, il est probable que les savants n'auraient point songé, autrefois, à dire que le poumon était le siége des combustions qui se font dans notre corps. Il ne se passe aucune combustion dans le poumon ; cet organe n'est point le lieu de formation de l'acide carbonique, il est seulement chargé de le séparer du sang de la même manière que le rein en sépare l'urée. L'oxygène de la respiration n'est pas indispensable à la formation du gaz acide carbonique dans le poumon, puisque ce gaz se forme au sein de nos tissus, et qu'il est transporté au poumon par le sang, dans lequel il existe à l'état de dissolution. Il ne se dégage pas plus de calorique dans le poumon que dans les autres organes. Toutes ces considérations découlent tout naturellement de cette manière d'envisager le poumon, comme pourvu de deux fonctions bien distinctes, la respiration et l'excrétion.

EXPÉRIENCE DE M. CL. BERNARD, RAPPROCHANT LE POUMON DES GLANDES.

De nombreuses expériences faites par M. Cl. Bernard sur les animaux rapprochent la fonction du poumon de celle des sécrétions.

L'illustre physiologiste, voulant étudier la puissance absorbante des muqueuses, a instillé une dissolution de curare dans la trachée de chiens et de lapins, et il a remarqué que la surface des voies d'excrétion du poumon absorbe avec la même rapidité que la surface des conduits sécréteurs et excréteurs des autres glandes en grappe (glandes salivaires, pancréas).

M. Cl. Bernard a fait une autre remarque qui assimile complétement, à notre avis, le poumon à une glande. *Il a injecté de l'air dans le canal pancréatique d'un chien, et aussitôt ce gaz a rempli les branches de la veine porte qui naissent du pancréas.*

CHAPITRE TROISIÈME.

ROLE DE L'ÉPITHÉLIUM CYLINDRIQUE A CILS VIBRATILES DES VOIES AÉRIENNES, DES FIBRES MUSCULAIRES DES BRONCHES, DÉDUCTIONS PATHOLOGIQUES ET CONCLUSIONS.

§ Ier. — Rôle de l'épithélium cylindrique à cils vibratiles des voies aériennes.

On croit généralement que les cils vibratiles des voies aériennes et que les fibres musculaires bronchiques sont destinés à chasser les mucosités en les poussant de bas en haut. Cette explication nous paraît erronée, et pour deux raisons : 1° les cils existent aussi bien à la partie supérieure des voies aériennes (fosses nasales), qu'à la partie inférieure, et dans les fosses nasales, qui sont dirigées horizontalement, d'avant en arrière, les mucosités, pour être rejetées, n'ont pas besoin d'être soulevées par les cils ; 2° la muqueuse broncho-laryngée, lorsqu'elle est saine, ne fournit pas une grande quantité de mucus. Les glandes de cette muqueuse sécrètent un liquide, il est vrai, mais un liquide fort peu abondant, destiné seulement à humecter la surface muqueuse, et à empêcher son desséchement par le courant gazeux qui va et vient incessamment dans les voies aériennes. Ces cils seraient-ils destinés à évacuer les mucosités pathologiques? Nous ne le croyons pas, car le mucus qui se produit pendant l'existence d'une bronchite, etc., est expulsé par la toux, c'est-à-dire par un mouvement de retrait extrêmement brusque de la poitrine, qui chasse avec force les gaz du poumon, et les force à balayer la muqueuse bronchique, comme le ferait un violent coup de vent.

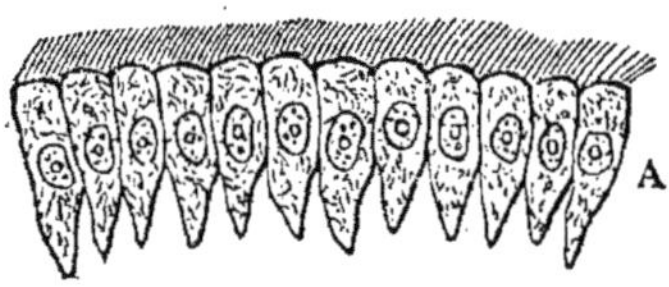

Fig. 37. Montrant les cellules d'épithélium cylindrique à cils vibratiles des voies aériennes.

Il nous paraît rationnel de penser que les cils vibratiles répandus sur toute l'étendue des voies aériennes, depuis les narines jusqu'aux dernières ramifications bronchiques, constituent une espèce de tamis, à l'air qui doit pénétrer dans les poumons. En effet, en réfléchissant à la division et à la subdivision des bronches, on arrive à comparer le poumon à une foule de petites cavités, dans lesquelles conduisent des canaux d'un calibre extrêmement petit, presque entièrement revêtus de petits poils, et l'idée d'un *tamis* recouvrant les cavités pulmonaires rend parfaitement notre pensée. Ces cils, à ce niveau, sont comparables aux poils qui protégent l'entrée du conduit auditif externe, l'entrée des fosses nasales, l'ouverture des paupières. Les cils vibratiles des voies aériennes seraient donc destinés à retenir les poussières, les corpuscules étrangers, qui pénètrent dans les bronches avec l'air de la respiration.

Si l'air impur, que l'on respire si souvent, pénétrait jusqu'à la surface interne des lobules, on comprend que les impuretés contenues dans ce fluide s'accumuleraient rapidement dans la portion sécrétante du poumon, et formeraient à la surface épithéliale des lobules une couche plus ou moins épaisse, qui gênerait extrêmement les phénomènes d'endosmose gazeuse.

Leur rôle est double. Non-seulement les cils retiennent les corpuscules de l'air, mais encore ils les rejettent au dehors, et c'est pour cela qu'ils sont doués d'un mouvement d'inclinaison et de redressement. Dans cette hypothèse, nous comprenons pourquoi les cils vibratiles existent dans toute l'étendue des voies aériennes; on les trouve partout où l'air de la respiration entre en contact avec une muqueuse. C'est pour cette raison que la portion supérieure ou nasale du pharynx en est également pourvue, tandis que la portion inférieure n'en présente pas.

Certains phénomènes pathologiques servent à expliquer l'action des cils vibratiles.

Nous sommes convaincu, quoique ce point n'ait point encore été étudié, que la poussière charbonneuse qui se dépose dans les voies aériennes, surtout chez les personnes vivant dans une atmosphère remplie de poudre de charbon, s'arrête sur les cils des dernières ramifications bronchiques, et que l'obstruction de la petite bronche précède l'affaissement des vésicules pulmonaires correspondantes[1]. Si la poussière charbonneuse pénétrait jusqu'à la face interne de la portion sécrétante des poumons, elle s'y accumulerait rapidement et ne permettrait pas au malade une longue existence, tandis que les sujets peuvent vivre dix, vingt et trente ans dans une telle atmosphère. Le même phénomène se passerait dans les maladies graves du poumon que l'on rencontre chez les mouleurs en cuivre, chez les ouvriers des fabriques de meules, des fabriques d'armes, etc. Chez tous ces hommes, la poussière pénètre avec le courant d'air de la respiration, dans les voies aériennes, et s'arrête sur les cils auxquels elle adhère. Cette poussière est tellement abondante, que les cils sont impuissants à la repousser au dehors; elle s'accumule dans les petites divisions bronchiques, les obstrue, et, à la longue, elle finit par déterminer des lésions pulmonaires graves, offrant des symptômes qui ne manquent pas d'une certaine analogie avec ceux de la phthisie pulmonaire.

§ II. — Rôle des fibres musculaires des divisions bronchiques.

On a dit et l'on répète que ces fibres sont destinées à chasser le mucus des bronches. Or, nous venons de

1. Cette oblitération des bronches et des vésicules a été indiquée par plusieurs auteurs : MM. Desayvres, Tardieu, etc.

dire qu'il n'existe point à l'état normal de mucus bronchique en assez grande quantité pour être expulsé. Si l'on peut admettre que les fibres musculaires aient la propriété de faire passer le mucus des petites divisions bronchiques dans les grandes, il est impossible de voir le même phénomène se produire au niveau des grosses bronches, à cause du calibre considérable de ces conduits. Nous croyons plus rationnel de dire que les fibres musculaires des voies aériennes sont comparables à celles des canaux excréteurs des glandes, qu'elles se contractent pendant l'excrétion du poumon pour favoriser le retrait de cet organe élastique et, par conséquent, l'évacuation des produits d'excrétion. Supposons, en effet, le thorax dilaté par l'inspiration. La dilatation du poumon n'a pas été déterminée seulement par l'expansion du tissu propre du poumon, mais aussi par l'augmentation du calibre des divisions bronchiques. Cette dilatation générale de l'organe détermine l'excitation des fibres contractiles circulaires, qui forment une couche régulière dans l'épaisseur des divisions bronchiques. Les fibres se contractent, et, par leur contraction, elles aident au retrait du tissu pulmonaire, en même temps qu'elles concourent à l'expulsion des produits de l'expiration.

§ III.—Déductions pathologiques.

Quelles déductions pathologiques pourrons-nous tirer des considérations anatomiques et physiologiques qui précèdent ?

Les très-nombreuses applications pathologiques soulevées par cette question sont du plus grand intérêt : aussi nous proposons-nous d'en faire l'objet d'un travail spécial. Nous pouvons néanmoins, dès aujourd'hui, émettre quelques propositions destinées à faire connaître, aussi succinctement que possible, dans quel esprit il sera conçu.

Les idées que nous publions aujourd'hui ne sont que de simples propositions, mais nous ne serions nullement surpris de voir que quelques-unes d'entre elles fussent le point de départ de travaux importants, concernant l'étude et donnant l'explication de certains phénomènes morbides incomplétement connus. Elles conduiraient les médecins à un traitement rationnel et peut-être curatif, de quelques lésions pulmonaires réputées fort graves.

Nous dirons quelques mots de l'asphyxie, du choléra, de l'asthme, de l'emphysème et de l'état fœtal du poumon.

1° *Asphyxie, choléra, action du système nerveux sur le poumon.* On dit généralement que l'asphyxie est due à la privation, à la diminution de l'oxygène de l'air. Lorsque cet air manque pendant un certain temps, la mort survient nécessairement. D'après notre théorie, on peut comparer l'asphyxie à l'urémie. Dans les deux cas, les produits d'excrétion des glandes s'accumulent dans le sang; s'il s'agit de l'urémie, la mort survient à la suite des symptômes graves que détermine l'accumulation de l'urée et de l'acide urique dans le sang, tandis que, dans l'asphyxie, elle survient à la suite de l'accumulation de l'acide carbonique. Il est évident que la privation d'oxygène concourt puissamment à hâter la mort du malade, mais il ne faut pas perdre de vue que le poumon est chargé de deux fonctions et que l'asphyxie, phénomène complexe, détermine la cessation des phénomènes de la respiration, et en même temps ceux de l'excrétion. Donc, indépendamment de la mort qui survient par la privation d'oxygène, nous dirons qu'elle survient aussi et surtout par suite de l'accumulation dans le sang, des produits d'excrétion, acide carbonique et matière organique, exhalés par le poumon.

M. Doyère et plusieurs autres savants ont constaté que les cholériques n'excrètent qu'une quantité à peine perceptible d'acide carbonique, par le poumon. Ils ont constaté la diminution de ce gaz, dans les produits d'excrétion, chez d'autres malades. Il me paraît difficile de donner, en ce moment, une explication suffisante de ces phénomènes; mais pourquoi ne pas insister sur ce fait qui peut devenir le point de départ de nouvelles études sur le choléra? Pourquoi ne pas chercher pour quelle cause l'excrétion de l'acide carbonique ne se produit pas, et si ce défaut d'excrétion est cause ou effet de la maladie ? Cause ou effet, ce curieux phénomène n'en mérite pas moins une étude sérieuse. On ne peut point dire, ici, que l'excrétion du poumon ne se fait pas parce que l'oxygène manque, car la respiration a lieu. Examinons les causes de ce phénomène.

Depuis les leçons faites par M. Cl. Bernard, au Collége de France, on a eu la démonstration évidente de ce fait, que le système nerveux régit les phénomènes de sécrétion et d'excrétion des glandes. Or, le poumon est un organe qui reçoit deux espèces de nerfs, comme la plupart des glandes, le grand sympathique et le pneumogastrique. Pourquoi les symptômes du choléra ne tiendraient-ils pas à un trouble de l'innervation du poumon faisant cesser l'excrétion de cette glande ? La piqûre du plancher du quatrième ventricule détermine bien la sécrétion du sucre, l'excitation des nerfs qui se rendent aux glandes salivaires amène bien une augmentation dans la quantité de salive sécrétée. Pourquoi donc ce trouble nerveux, encore inconnu, du poumon, n'empêcherait-il pas l'excrétion de l'acide carbonique ?

On ne doit pas nier l'action du système nerveux sur cette excrétion ; et par cela même qu'un phénomène n'est pas encore entièrement connu, il est logique d'accepter, avec réserve toutefois, les présomptions, les probabilités qui peuvent servir à le faire connaître.

Comment ne pas admettre un rôle spécial du système nerveux sur cette fonction, lorsqu'on songe à l'effet que déterminent sur la respiration les émotions de toute sorte? La joie, la douleur, la colère, le plaisir satisfait, la passion assouvie, ont une influence considérable sur la respiration qui devient tantôt très-libre, tantôt difficile, selon la nature, selon la constitution des individus. Expliquerait-on ces phénomènes par une congestion, par une réplétion brusque des capillaires du poumon? Cette explication ne serait pas rationnelle. Dans tous ces cas, l'influx nerveux présidant à l'excrétion pulmonaire est modifié, et c'est tout.

Nous trouvons, dans la physiologie expérimentale, des exemples incontestables de la cessation de l'absorption de l'oxygène, pendant que l'acide carbonique continue à être excrété. On peut, en effet, déterminer une asphyxie lente chez les animaux à sang froid, et assister aux troubles qu'elle manifeste. Ces animaux peuvent vivre encore plusieurs jours, lorsqu'ils sont privés d'oxygène. Pendant ce temps, ils excrètent de l'acide carbonique, quoiqu'ils n'absorbent pas d'oxygène[1]. Ces expériences ne prouvent-elles pas aussi que ces animaux meurent surtout par l'accumulation de l'acide carbonique dans le sang, plutôt que par la privation d'oxygène?

M. Claude Bernard a fait, de l'innervation des glandes, une étude spéciale. Il a montré l'influence considérable du système nerveux sur la sécrétion et sur la circulation des tissus glandulaires. M. Bernard a démontré qu'il existe deux sortes de nerfs dans ces tissus : le nerf

1. *Voir* page 67.

de la vie animale, qui préside à la sécrétion, et le nerf de la vie organique qui tient sous sa dépendance la circulation de la glande.

La glande pulmonaire reçoit aussi deux espèces de nerfs : le grand sympathique et le pneumogastrique, qui se rendent au poumon en suivant le trajet des divisions bronchiques, sur les parois desquelles ils sont accolés. Quoique Malpighi ait indiqué dans plusieurs dessins le mode de terminaison de ces nerfs en forme de pinceaux [1], les auteurs s'accordent aujourd'hui à dire qu'elle est inconnue. Au point de vue physiologique, la question n'était point fort avancée sur ce sujet avant la publication des *Leçons de physiologie expérimentale* de M. Cl. Bernard.

A cette époque, on disait, et, depuis encore, plusieurs auteurs, qui n'ont probablement pas eu connaissance des expériences de ce savant, répètent que les nerfs pneumogastrique et grand sympathique exercent sur le poumon une grande influence. D'après ces auteurs, les nerfs, le pneumogastrique surtout, tiennent sous leur dépendance la circulation pulmonaire et la contraction des fibres musculaires des bronches. Lorsqu'on coupe les pneumogastriques à un animal, il peut vivre encore plusieurs jours et même quelques semaines. Mais la mort survient inévitablement par asphyxie lente, avec les troubles suivants : 1° la contractilité des bronches

1. *Bibliotheca anatomica*, Mangetti, T. I.

n'existant plus, le mucus bronchique s'accumule dans leur cavité, et ne pouvant plus être expulsé, il remplit bientôt les divisions bronchiques et détermine l'asphyxie ; 2° la circulation capillaire du poumon s'embarrasse, il y a congestion pulmonaire, en même temps que se produisent des phlegmasies partielles du parenchyme de cet organe, et des infiltrations sanguines.

Selon M. Longet, il faudrait ajouter à ces lésions une variété d'emphysème vésiculaire déterminé par la paralysie des fibres musculaires qu'il admet dans les parois des lobules pulmonaires, quoique plusieurs micrographes nient leur existence.

On voit, d'après ce que nous venons de dire, que le rôle du grand sympathique est ici complétement négligé.

Depuis quelques années, MM. Schiff, Cl. Bernard, etc., ont parlé longuement des nerfs vaso-moteurs venus du grand sympathique. Nous savons que, dans la plupart des tissus, dans les parenchymes surtout, il est démontré que le grand sympathique préside à la nutrition et à la circulation.

Pourquoi en serait-il autrement dans le poumon ? Et ne serait-il pas rationnel de dire que le grand sympathique est le nerf vaso-moteur du poumon, qu'il gouverne la circulation et la nutrition de la glande pulmonaire ? En comparant le poumon aux glandes, nous pourrions continuer la comparaison entre les nerfs des glandes et ceux du poumon, et dire que le pneumogastrique est le nerf qui préside à l'excrétion du poumon.

Il y a loin de cette explication à celle des auteurs que nous citions, il n'y a qu'un instant. Mais si nous examinons les expériences de l'éminent professeur du Collége de France, nous verrons combien elles diffèrent de ce qu'on a dit jusqu'à ce jour ; nous verrons en même temps qu'elles viennent à l'appui de la théorie que nous soutenons.

Il serait fort long de rapporter toutes les expériences de M. Cl. Bernard; nous nous contenterons de signaler quelques points principaux, renvoyant le lecteur aux belles pages que ce savant a écrites sur ce sujet[1].

Après avoir cité plusieurs expériences, on trouve cette phrase soulignée, page 354 : *Lorsqu'on a coupé les pneumogastriques à un animal, la mort qui survient n'est donc pas nécessairement la conséquence de l'asphyxie.*

En effet, l'asphyxie peut ne pas se montrer, et la mort survient au bout de plusieurs jours; du reste, chez les oiseaux, les lésions pulmonaires, signalées par la plupart des auteurs, ne se montrent pas.

A propos de l'emphysème qui suit la section des nerfs pneumogastriques, l'auteur s'exprime ainsi, p. 368 :

La lésion pulmonaire consécutive à la section des pneumogastriques produit donc un emphysème traumatique, par suite d'extension mécanique du tissu du poumon.

1. Cl. Bernard, 1858. *Leçons sur le système nerveux.* 2e vol., p. 344 et suiv.

Cet emphysème se montre surtout chez les jeunes animaux dont le tissu pulmonaire est plus friable. Il ne s'est point montré chez de vieux chiens en expérience.

Lorsqu'on lit attentivement le récit des expériences que nous signalons, on reste convaincu que les lésions du poumon indiquées par les auteurs n'existent pas, ou, du moins, ne déterminent pas nécessairement la mort. Quant à la cause qui détermine la mort chez les animaux, M. Bernard n'est pas très-explicite à cet égard.

Voyant d'un côté les assertions erronées de quelques auteurs ; d'un autre côté, les hésitations de M. Cl. Bernard ; considérant que, sous tous les points de vue, le poumon est une glande, nous ne voyons pas pour quelle raison nous ne donnerions pas au pneumogastrique la propriété de veiller à l'excrétion pulmonaire dont il réglerait les oscillations.

Naturellement, cette courte discussion nous conduit à nous occuper de l'asthme essentiel, asthme nerveux.

2° *Asthme*. L'asthme est, de l'avis de tous, une névrose du poumon ; personne ne songe à le contester ; mais lorsqu'il s'agit d'indiquer le siége de cette névrose, il me semble que les auteurs l'ont placé dans les fibres musculaires des bronches, ne voyant pas trop qu'elle pût trouver sa place ailleurs. D'après le mode de contraction des fibres lisses, d'après la disposition anatomique des tuyaux bronchiques, et d'après la résistance énorme qu'offre le tissu élastique du poumon à la rétraction des bronches vers leur propre cavité, nous croyons impossible que les tubes diminuent suffisamment de volume pour empêcher la pénétration de l'air et même pour la gêner. Pour nous, l'asthme est une névrose revenant par accès, comme l'hystérie, l'épilepsie, et le siége de cette névrose doit être placé dans les nerfs du parenchyme pulmonaire. Elle est l'expression d'un trouble survenu dans l'innervation de la glande pulmonaire. On ne connaît pas exactement en quoi consistent les phénomènes nerveux hystériques, épileptiques, etc. Rejette-t-on, pour cette raison, l'existence de ces maladies ? De même, sans savoir au juste en quoi consiste ce trouble nerveux de la glande pulmonaire, on n'est pas en droit de nier l'asthme nerveux, dont il existe de nombreuses et incontestables observations.

En résumé, l'asthme nerveux existe, et de plus, au lieu de consister en une contraction convulsive des fibres musculaires des divisions bronchiques, cette névrose ne serait autre chose qu'un trouble survenu dans les ramifications terminales du pneumogastrique, et conséquemment dans les phénomènes de l'excrétion pulmonaire.

3° *Emphysème.* Nous croyons utile de dire quelques mots de l'emphysème vésiculaire du poumon. Cette maladie est caractérisée par la dilatation des culs-de-sac de la glande pulmonaire; les parois de ces culs-de-sac ont perdu, en partie, leur élasticité. L'emphysème vésiculaire se développe dans les parties du poumon qui fonctionnent le plus (sommet et bord antérieur), sous l'influence d'une pression intérieure qui refoule la paroi des culs-de-sac de dedans en dehors. C'est ainsi qu'il se montre dans le poumon des individus qui abusent de la parole ou qui font des efforts fréquemment répétés. Dans ces cas, l'air reste emprisonné dans les voies d'excrétion du poumon et presse la surface intérieure du cul-de-sac, qui finit par céder. Naturellement, on objectera que cette pression est bien légère. Assurément; mais lorsque cette pression, qui est, en somme, supérieure à la résistance qu'opposent les gaz lorsqu'ils sont chassés par le poumon, lorsque cette pression se répète seize à dix-huit fois par minute pendant des années entières, on conçoit qu'elle finisse par amener un changement dans l'état anatomique de la glande pulmonaire.

L'emphysème vésiculaire du poumon se développe de la même manière, sous l'influence de la bronchite. Lorsqu'une bronchite existe à l'état chronique, ou bien encore lorsqu'un sujet est fréquemment affecté de bronchite aiguë, il se produit à la surface muqueuse des bronches, une sécrétion exagérée de mucus, qui obstrue plus ou moins complétement les petites divisions bronchiques. Pendant l'effort de l'inspiration, mouvement actif qui détermine l'entrée de l'air dans le poumon, le courant d'air traverse les mucosités et pénètre dans les culs-de-sac de la glande. L'expiration, au contraire, se fait ordinairement sans le secours des muscles expirateurs; elle n'a lieu que sous l'influence de l'élasticité du poumon et des parties environnantes qui reprennent la place qu'elles occupaient avant l'inspiration. Les muscles expirateurs ne se contractent que dans les expirations forcées, comme dans la toux, le rire, etc. Le retrait du poumon, pendant l'expiration, est bien suffisant pour chasser les produits gazeux d'excrétion de la glande pulmonaire, à condition que les voies d'excrétion soient libres; mais si les gaz excrétés trouvent un obstacle dans le mucus qui oblitère les petites bronches, ces gaz n'ont pas la force suffisante pour soulever cet obstacle; ils sont retenus dans le lobule pulmonaire et les petites bronches. Pendant ce temps, le poumon revient sur lui-même, excepté au niveau des lobules où l'air a été emprisonné (*Voy.* fig. 40). Ceux-ci restent dilatés pendant un temps variable, et comme ce phénomène doit se renouveler incessamment dans une grande quantité de lobules, on comprend qu'à la longue ils finissent par se dilater et perdre leur

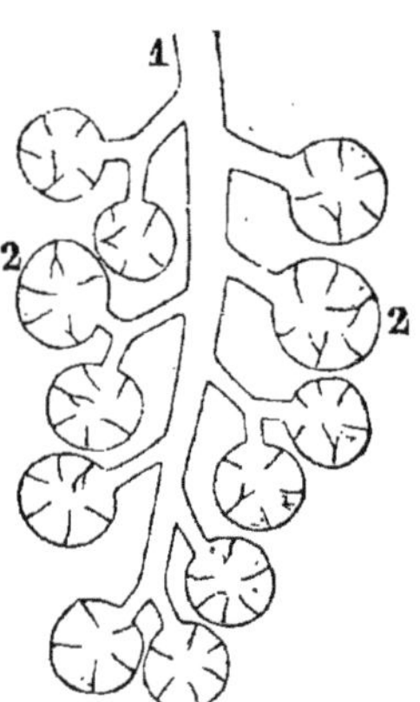

Fig. 38. Montrant la coupe d'un groupe de lobules, pendant l'inspiration.

élasticité. Cette théorie de l'emphysème, indiquée par Laënnec, soutenue par Beau, est la seule véritable : elle manquait seulement d'une explication suffisante.

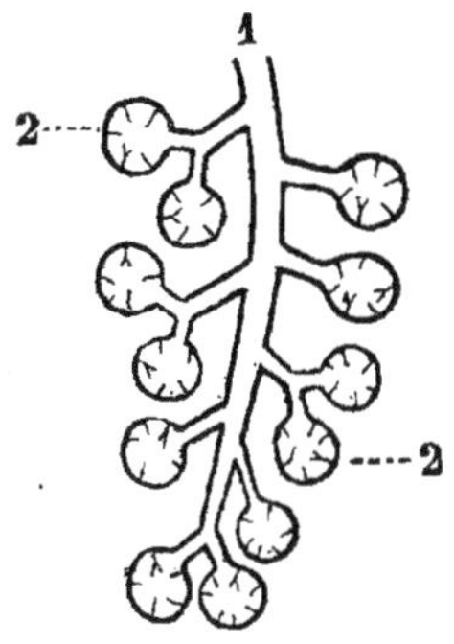

Fig. 39. Montrant le même groupe de lobules, pendant l'expiration.

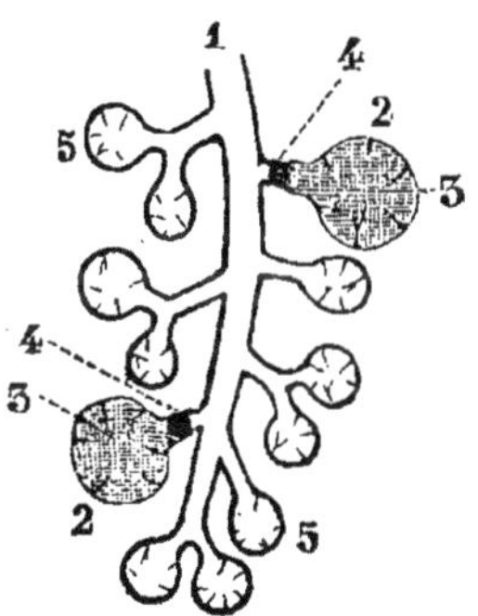

Fig. 40. Montrant le même groupe de lobules que la figure 39, avec deux lobules dilatés par l'air emprisonné, et devenant emphysémateux.

1. Bronche. — 2. 2. Lobules dilatés par l'air emprisonné. — 3. 3. Intérieur du lobule rempli d'air. — 4. 4. Bouchon formé par le mucus bronchique. — 5. 5. Lobules revenus sur eux-mêmes pendant l'expiration.

Gaerdner a inventé une autre théorie que quelques

médecins, trop confiants, ont accueillie avec empressement.

Gaerdner adresse à la théorie de Laënnec l'objection suivante qui paraît sans réplique. Comment se fait-il que la bronchite siége *surtout* à la base des poumons et en arrière, tandis que l'emphysème, produit par la bronchite, siége au sommet et au bord antérieur de ces organes? La théorie précédente est donc fausse? Alors tout le monde de s'incliner et de donner raison à Gaerdner! Cherchons à expliquer.

Nous ferons observer que la bronchite, quoique plus intense à la base, siége dans toute l'étendue des poumons. Or, le sommet et le bord antérieur des poumons sont presque les seules parties qui respirent dans les respirations ordinaires. Il est donc naturel de penser, d'après l'explication que nous en avons donnée selon Laënnec, que cette lésion se développe surtout dans les points où la cause se renouvelle incessamment.

La même observation s'applique à l'emphysème, qu'on trouve ordinairement chez les tuberculeux. M. Gallard, parmi un grand nombre de médecins, a cité plusieurs observations d'emphysème chez les tuberculeux; il remarque que l'emphysème se montre au voisinage des tubercules. Nous expliquons sa production de la même manière que celle de l'emphysème qui suit la bronchite; seulement, les divisions bronchiques, au lieu d'être obstruées par du mucus, sont obstruées par des tubercules comprimant les divisions bronchiques sur le trajet desquelles ils sont situés. Il est facile de comprendre, en effet, que l'inspiration, en dilatant le poumon, dilate les divisions bronchiques qui admettent l'air, et que, pendant l'expiration, de petits tubercules, situés sur le trajet des canalicules ou dans les canalicules, obstruent le calibre de ceux-ci avant que le lobule et le canalicule se soient complétement vidés du gaz qu'ils contenaient.

D'après la théorie de Gaerdner, il faudrait admettre que les diverses parties du poumon se suppléent et que, un lobe venant à être supprimé, les autres remplissent ses fonctions. Partant de ce point, Gaerdner admet que, lorsque certaines divisions bronchiques sont oblitérées par du mucus, les lobules des bronches voisines fonctionnent pour ceux de la bronche obstruée, et, de cette considération, il conclut à la dilatation des vésicules du poumon. L'emphysème serait donc pour Gaerdner une dilatation des vésicules pulmonaires par surcroît d'activité fonctionnelle; il s'appuie précisément, pour étayer sa théorie, sur ce fait que l'emphysème siége sur les points opposés au siége de la bronchite: différence de siége dont nous avons donné une explication rationnelle.

Si la théorie de Gaerdner était la vraie, quel formidable emphysème ne verrait-on pas dans l'un des poumons, lorsque l'autre est comprimé pendant très-longtemps par un épanchement de la plèvre? Si elle était vraie, pourquoi, lorsque le tubercule pulmonaire est unilatéral, ne verrait-on pas l'emphysème dans le poumon opposé, au lieu de le voir toujours accompagner de très-près les masses tuberculeuses ? Enfin, pourquoi les autres lésions pulmonaires qui envahissent une partie du poumon, ne donneraient-elles pas lieu à cet emphysème pour ainsi dire supplémentaire ? Le cancer du poumon, les kystes, déterminent-ils l'emphysème ? Non. La théorie de Gaerdner doit donc s'effacer devant celle de Laënnec et de Beau.

Dans une thèse fort bien faite et que nous regrettons d'avoir connue trop tard (*Étude anatomique, physiologique et clinique sur l'auscultation du poumon chez les enfants*, 1863), un savant agrégé en anatomie de la Faculté de Montpellier, M. Armand Sabathier, cherche à concilier l'opinion de Gaerdner et celle de Laënnec dans la production de l'emphysème pulmonaire. Nous ne croyons pas ces opinions conciliables, et, autant celle de Gaerdner nous paraît erronée, autant nous croyons à la vérité de celle de Laënnec.

Les cliniciens sont loin de s'entendre sur les mots *asthme* et *emphysème*. Nous venons de dire ce que signifient ces deux mots. Cependant, comment expliquer cette confusion de tous les jours, qui consiste à confondre ces expressions? Cela tient à ce que ces maladies se compliquent fréquemment. L'emphysème est une dilatation des vésicules pulmonaires, survenant, soit par suite d'une prédisposition transmise à l'individu par ses parents, soit à la suite de bronchites.

L'emphysème coexiste très-souvent avec une bronchite, et ces deux maladies s'entretiennent réciproquement chez certains sujets. L'existence de l'emphysème peut amener aussi chez quelques malades des accès nerveux de suffocation connus sous le nom d'asthme, de sorte que ces deux maladies se compliquent souvent, ou mieux que l'asthme complique l'emphysème.

Le traitement rationnel qui découle des données précédentes consiste (prenons pour exemple un sujet ayant bronchite, emphysème et asthme) à diriger les premiers moyens contre la sécrétion des bronches. La sécrétion bronchique, diminuant ou disparaissant, l'emphysème diminue d'intensité. Ce n'est qu'après avoir supprimé la bronchite, cause déterminante des accès d'asthme, qu'on agira sur cette névrose, et celle-ci cédera alors avec d'autant plus de facilité, que la cause aura disparu plus rapidement.

4° *État fœtal.* L'étude anatomique et physiologique du poumon nous amène à parler aussi de l'état fœtal du poumon, collapsus ou atélectasie pulmonaire.

Cette lésion est caractérisée par l'affaissement d'une portion du poumon qui ne renferme plus d'air et ne sert point à la respiration. Elle siége ordinairement à la partie postérieure et à la base du poumon, rarement au bord antérieur, et se montre presque toujours comme lésion secondaire, chez les sujets affectés de bronchite.

M. Gaerdner a proposé, pour expliquer le développement du collapsus, une théorie acceptée par MM. Rilliet et Barthez, et pouvant être ainsi exprimée : Le mucus obstrue les petites bronches ; pendant une expiration, dont la force est supérieure à celle de l'inspiration, l'air, en sortant des lobules pulmonaires, traverse le mucus, qui oblitère de nouveau le tube bronchique après l'expiration. Une inspiration a lieu ensuite ; mais comme la force d'inspiration est moins considérable, l'air ne peut plus vaincre la résistance du mucus, et les lobules pulmonaires correspondant à la bronche obstruée, ne recevant plus d'air, s'affaissent et constituent l'*état fœtal* du poumon.

Cette théorie est aussi fausse que celle de l'emphysème, du même auteur.

D'abord, nous ferons remarquer que son point de départ est absolument inexact. Dans cette théorie, on admet que l'expiration est plus forte que l'inspiration, et c'est précisément le contraire qui existe. Le dernier de ces mouvements se fait sous l'influence de la contraction de muscles très-vigoureux, tandis que le premier se fait seulement par la seule élasticité du poumon. Un physiologiste ne dira jamais que la force de l'expiration est supérieure à l'autre, si ce n'est dans des cas exceptionnels ; et dans les cas où le sujet exécute de vigoureuses expirations forcées, on ne remarque pas la production de l'état fœtal. Ceci, seul, suffirait à prouver que le collapsus du poumon reconnaît une autre cause.

M. le docteur Armand Sabathier, à la page 70 de son intéressant *Mémoire*, dit que, dans certains cas, la vraie cause du collapsus doit être recherchée dans l'absorption de l'air par les vésicules du poumon. M. Sabathier dit que c'est aussi l'opinion du docteur Fuchs (Leipzig, 1849). Nous ne croyons pas que la cause indiquée par le physiologiste de Montpellier existe seulement quelquefois, mais bien constamment.

Nous renvoyons le lecteur à l'explication que nous avons donnée de l'emphysème vésiculaire du poumon, et qui est parfaitement applicable ici. En effet, l'air, pendant l'inspiration, traverse le mucus qui obstrue les bronches, et se rend aux lobules. L'expiration étant beaucoup moins forte que l'inspiration, cette quantité d'air se trouve emprisonnée au fond des lobules correspondants du poumon, et passe par absorption dans le sang qui circule dans les capillaires des lobules.

Une expérience de M. Mendelsohn prouve bien que l'air emprisonné dans les lobules peut être absorbé par les vaisseaux pulmonaires. Il introduisit dans la trachée d'un lapin une balle de plomb et la poussa dans la bronche gauche au moyen d'une sonde. Deux jours après, l'animal étant mort, on trouva le poumon droit emphysémateux et dilaté, tandis que le poumon gauche était à l'état de collapsus. Il fit d'autres expériences avec des boules de papier et de la solution de gomme, et il obtint le même résultat.

Cette explication de l'état fœtal ou collapsus du poumon s'accorde parfaitement avec les données physiologiques que nous avons précédemment étudiées.

Mais, dira-t-on, comment se fait-il que la même cause détermine tantôt l'emphysème, tantôt le collapsus? Cette différence dépend, très-probablement, d'une différence dans l'état anatomique du poumon et peut-être dans l'état du sang.

§ IV. — Conclusions.

En résumé, nous croyons avoir démontré dans ce travail :

1° Que le poumon, au point de vue anatomique, est une glande en grappe ;

2° Que cette glande fonctionne à la manière des autres organes glandulaires ;

3° Qu'elle est chargée d'éliminer les principes gazeux du sang ;

4° Que plusieurs phénomènes morbides, dans les affections pulmonaires, mal connus jusqu'à ce jour, trouvent une explication satisfaisante, découlant de la manière dont nous avons envisagé le poumon, tant au point de vue anatomique, qu'au point de vue physiologique. Nous ne présentons, dans ces déductions pathologiques, qu'un résumé d'un travail plus complet qui sera publié prochainement.

TABLE DES MATIÈRES

Pages.

POITIERS. — TYPOGRAPHIE DE HENRI OUDIN.

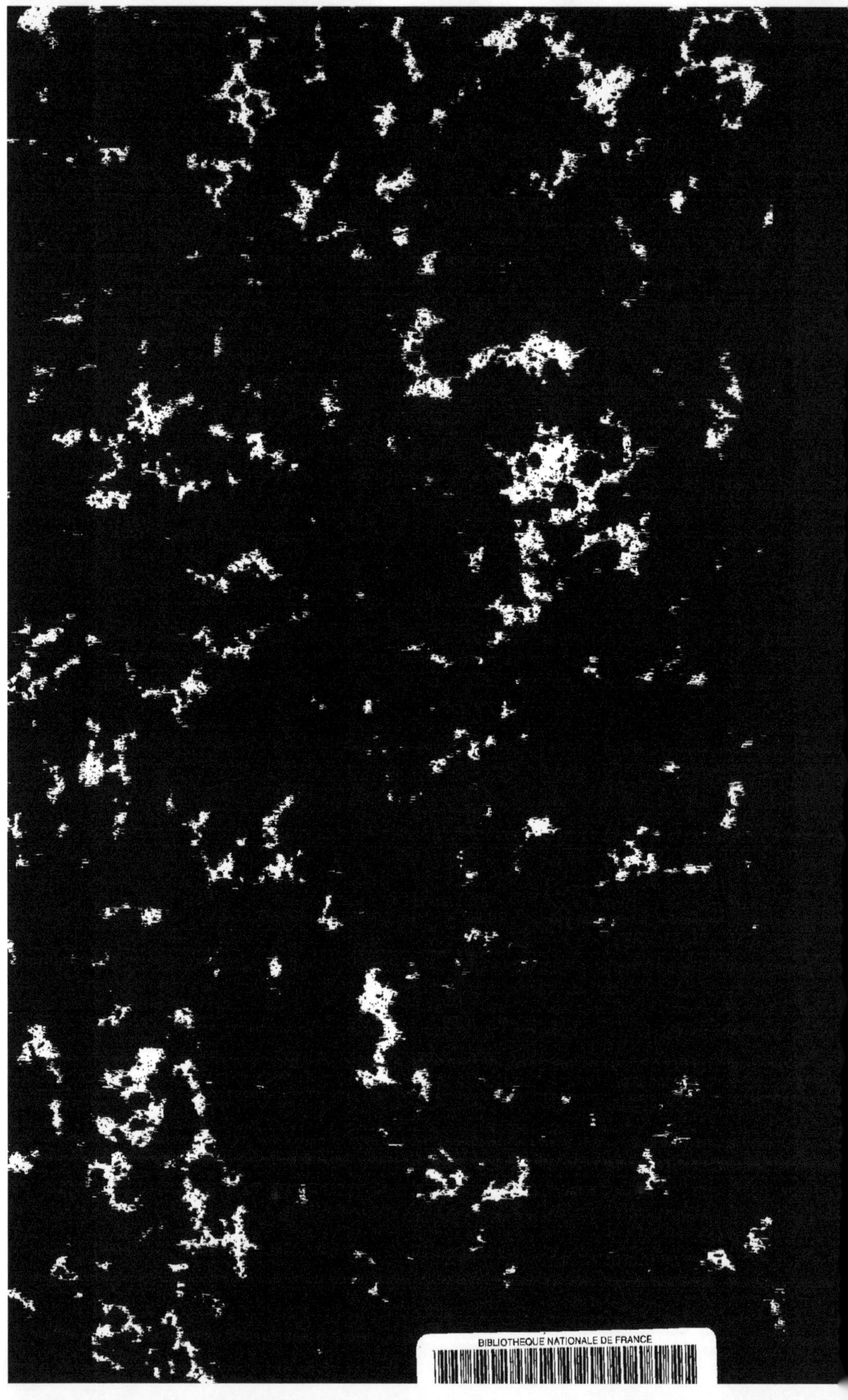

www.ingramcontent.com/pod-product-compliance
Ingram Content Group UK Ltd.
Pitfield, Milton Keynes, MK11 3LW, UK
UKHW012236240726
13966UKWH00003B/1121

9 782011 742070